U0289042

中医药科普知识丛书

中医教你养骨通筋

湖南省中医药管理局 组织编写

名誉主编 肖学峰

主　　编 赵金亮

副 主 编 雷 静 戴志波 贾 琼

刘志豪 彭建全

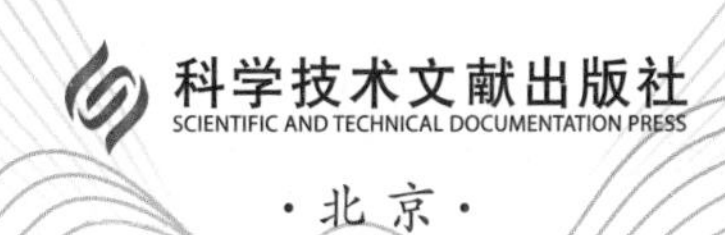

科学技术文献出版社
SCIENTIFIC AND TECHNICAL DOCUMENTATION PRESS

·北 京·

图书在版编目（CIP）数据

中医教你养骨通筋 / 赵金亮主编；湖南省中医药管理局组织编写. —北京：科学技术文献出版社，2021. 12

（中医药科普知识丛书）

ISBN 978-7-5189-8579-1

Ⅰ. ①中… Ⅱ. ①赵… ②湖… Ⅲ. ①中医伤科学 Ⅳ. ① R274

中国版本图书馆 CIP 数据核字（2021）第 224935 号

中医教你养骨通筋

策划编辑：张宪安 薛士滨 责任编辑：钟志霞 郭 蓉 责任校对：文 浩 责任出版：张志平

出 版 者 科学技术文献出版社
地 址 北京市复兴路15号 邮编 100038
编 务 部 （010）58882938，58882087（传真）
发 行 部 （010）58882868，58882870（传真）
邮 购 部 （010）58882873
官方网址 www.stdp.com.cn
发 行 者 科学技术文献出版社发行 全国各地新华书店经销
印 刷 者 长沙鸿发印务实业有限公司
版 次 2021 年 12 月第 1 版 2021 年 12 月第 1 次印刷
开 本 850 × 1168 1/32
字 数 148千
印 张 8.375
书 号 ISBN 978-7-5189-8579-1
定 价 49.80元

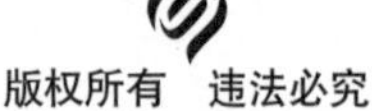

《中医药科普知识丛书》编委会名单

中医药科普知识丛书

《中医教你养骨通筋》作者名单

名誉主编　肖学峰

主　　编　赵金亮

副 主 编　雷　静　戴志波　贾　琼

　　　　　刘志豪　彭建全

作　　者（按姓氏笔画排序）

　　　　　刘志豪　何　林　张剑慧　张峰恺　陈彬月

　　　　　易　灿　赵金亮　贾　琼　章　俊　彭亚勇

　　　　　彭建全　谢　丽　雷　静　谭花云　戴志波

序 言

中医药是我国人民在长期的生产、生活实践中与疾病做斗争所积累起来的经验总结，既是防病治病的医学科学，更是我国宝贵的文化遗产。中医药学是中华文明的一个瑰宝，凝聚着中国人民和中华民族的博大智慧。沧桑几千年，从古至今，中医学形成了独特的生命观、自然观、健康观、疾病观、治疗观，包含着中华民族几千年的健康养生理念及其实践经验，不但护佑着中华民族繁衍生息，而且在当今时代焕发出越来越旺盛的生命力。

中医药根植于中国传统文化的沃土，通过历代医家们的不断观察总结，创新发展，形成了我国独特的卫生资源和原创的医学科学，既在疾病诊疗上疗效显著，又在养生保健方面经验丰富。如中医学四大经典著作之首的《黄帝内经》一书中提出的“法于阴阳，和于术数，食饮有节，起居有常”仍是我们今天强身健体、延年益寿的基本原则。中医倡导的“治未病”理论和方法，更是在疾病预防方面具有重大指导意义和实用价值，能在实施健康中国战略中发挥重要作用。

当今社会，健康问题已经成为世界各国关注的热点、重点。以习近平同志为核心的党中央高度重视维护人民健康，党的十九大将“实施健康中国战略”提升到国家整体战略层面统筹谋划。中国特色社会主义新时代社会主要矛盾已经转化为人民日益增长的美好生活需要和不平衡不充分的发展之间的矛盾，人民对美好生活的需要就包含对健康生活的需要，没有健康就没有美好生活，健康乃人民幸福之源和根基所在！然而目前我国慢性病高发、新发、再发，传染病时有流行，伤害发生率仍维持在较高水平。民众对健康知识普及率偏低，不健康的生活方式仍较常见。因此健康教育变得格外重要，健康科普势在必行。

中医药来源于民间、民众，深受群众的欢迎和喜爱，向大众传播中医药健康理念和知识，有助于引导群众树立正确的健康观，养成良好的生活方式，从而远离疾病、强身健体，提高生活品质和生命质量。有鉴于此，我局特组织湖南中医药大学第一附属医院、湖南中医药大学第二附属医院、湖南省中医研究院附属医院、湖南中医药高等专科学校附属第一医院、湖南省人民医院等知名中医专家精心编写了这套中医药科普知识丛书，全书作者以自己深厚的专业素养，深入浅出、通俗易懂地阐述了怎样爱眼护眼、养肝护肝、养肤护肤、养心护心、养肺护肺、养骨柔筋，怎样简效急救，如何预防癌症等。全书融科学性、权威性、实用性、通俗性和可读性于一体，看得懂、学得会、用得上，是家庭和个人增强健康意识，加强自我保健的良师益友。

健康出幸福，疾病生痛苦！养生保健、强身健体、科学防病，重在实践，贵在坚持。世上本无长生药，人间自有延

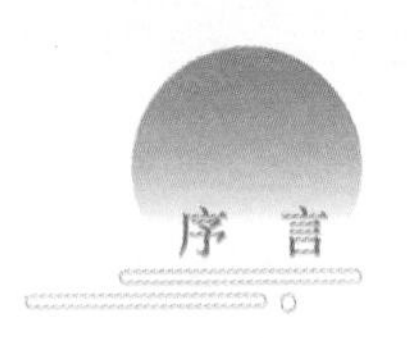

年方！希望这套中医药科普知识丛书，能为广大人民群众的身心健康、幸福生活尽绵薄之力。

湖南省中医药管理局局长 郭子华

于长沙

前 言

中医骨伤科学是以中医理论体系为指导，研究并防治人体皮、肉、筋、骨等损伤与疾病的一门学科。中医骨伤是中医学重要的组成部分。

从原始社会时起，人类就发现火能烘烤食物，温热刺激能治疗一些疾病。在旧石器时代，古人们就已经能够制作一些较为精细的砭石、骨针、石镰等原始医疗工具。在明清时期，各医家不仅总结了前人的经验，且不断提出新的理论与观点，达到了骨科发展的兴盛时期。清代编辑的医学专著《医宗金鉴》，其正骨心法要旨是将正骨手法归纳为“摸、接、端、提、按、摩、推、拿”八法。王清任《医林改错》一书尤重解剖学，并且纠正了前任“脏腑”记载的某些错误。1958 年以后，天津医院骨科在系统总结了前任经验的基础上，提出了新的正骨八法，即“动静结合，筋骨并重，内外兼治，医患合作”的骨折治疗原则，在国内外产生了重大影响。

近年来，国家层面以立法的方式高度重视并支持中医药的发展，百姓对中医药的独特作用更是有了全新认识。为了切实增强民众“信中医、用中医、爱中医”的文化自信，让中医药更好地服务百姓，在湖南省中医药管理局统一领导下，我院特意组织临床一线的中医药骨伤名医专家编写了《中医教你养骨通筋》一书。本书汇聚了丰富的临床经验，语言精练，以生动形象、简明易懂的方式对中医骨伤系列疾病进行科普宣教，让中医以最通俗易懂的方式走进寻常百姓家，扎根民间，普救含灵疾厄，让中医药之花全时空绽放。

湖南中医药高等专科学校附属第一医院
党委书记、主任医师　段云峰
湖 南 省 直 中 医 医 院
于株洲

目录

第一章　脊柱养骨通筋中医有良方

第二章 关节养骨通筋中医有良策

第三章　创伤养骨通筋中医有良药

第一章

脊柱养骨通筋中医有良方

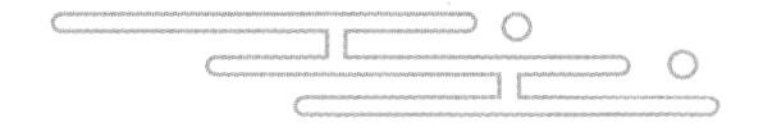

第一节　挑选合适的枕头护颈椎

近年来颈椎病患者一直在不断地增加，由于长期伏案学习和工作，造成头颈部前倾，增加椎间盘压力，日久导致椎间盘突出、骨质增生等，压迫神经、血管，形成颈椎病，出现头晕、头疼、恶心、呕吐、失眠、记忆力下降、肩酸背痛、手臂麻木等症状。患颈椎病的人通常除了坐姿之外，另一个很重要的原因就是由枕头引起的，毕竟人一生中 1/3 的时间是在枕头上度过，因此，市场上出现了各种不同材料、不同种类、不同造型的保护颈椎的枕头，患者一定要谨慎选择，对于使用方法也必须正确理解才能给健康以安全保障（图 1–1）。

一般来说，枕头的高度为 9 ～ 12 cm 较为合适，无论我们是侧睡还是仰睡，枕头都能紧密的贴合颈椎部位，使颈椎不会处于悬空的状态。当然具体尺寸还是要根据每个人的生理特征和颈部生理弧度而定。枕头太高会出现颈部酸痛、头疼、头晕、耳鸣及失眠等脑神经衰弱情况，枕头过低，下颌会因此向上抬，容易张口呼吸，出现打鼾的情况。

正常情况下，颈椎本身有一个轻度前凸的生理曲线，因此一个理想的枕头应该是符合颈椎曲度要求的，质地要柔软，有一定承托力，透气性好。枕头是伴随我们一生的生活

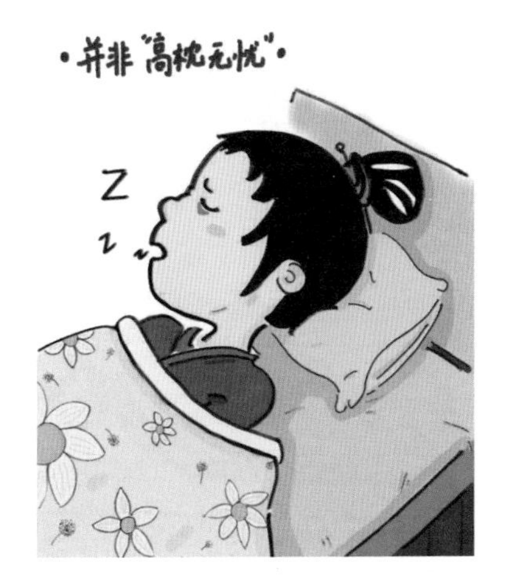

图 1-1　枕头护颈椎示意

用品，我们在选择枕头时，如果有条件可以自己亲自试下，一款好的颈椎枕在睡眠时会感觉很舒适，但又不会觉得颈椎处于悬空状态，可有效地保护颈椎！

好枕头、好颈椎、好生活。安心睡好每一觉才能健康身心每一天。

第二节　“落枕”怎么办?

落枕（stiff neck）又称“失枕”，是以晨起颈部肌肉僵硬、疼痛、活动受限为特征的一种疾病，多由于睡眠时姿势不良或枕头高度不当引起的颈项部分肌肉痉挛所致。轻者数日可自愈，严重者可延至数周不愈，影响工作、学习和生活。落枕的发生多与睡眠时姿势不良、枕头不合适有关。另外，颈部受凉也可引起落枕。

一、基本病因

（1）睡眠姿势不良，头颈长时间处于过度偏转的位置；或睡眠时枕头不合适（过高、过低、过硬），使头颈处于过伸或过屈的状态，造成颈部的一侧肌肉过度紧张，持续牵拉而发生静力性损伤。

（2）患者颈部受凉，使颈部的肌肉、血管等发生痉挛，产生类似颈肌筋膜炎的病变，导致颈部肌肉酸痛、活动受限。

落枕为急性发病，受累的肌肉有胸锁乳突肌、颈斜角肌、颈长肌、斜方肌等。主要表现为晨起颈部疼痛不适、颈部活动受限等。

二、典型症状

（1）多表现为清早起床后感到颈部酸胀、疼痛，多见于单侧，严重者疼痛可向肩背部或一侧上臂放射。

（2）颈部活动受限表现为左右旋转活动困难，严重者俯仰也有困难。

（3）颈部肌肉紧张、僵硬，头常偏向患侧，呈“斜颈”状。

三、治疗原则

落枕大多能在采取正确姿势后自行恢复，症状较重者可以通过针灸、刮痧、理筋、药物治疗等方法缓解、消除症状。

（一）一般治疗

（1）一旦出现落枕，如症状不严重，在颈部肌肉疼痛处急性期用湿毛巾冷敷，超过 48 小时用热水袋或湿毛巾热敷，热敷的同时，也可以配合适度的颈部活动。

（2）可进行局部按摩，通过使痉挛的颈部肌肉松弛，达到止痛的效果。但需注意，要到正规医院治疗，不要盲目按摩，不规范的按摩可能会使症状加重。

（二）药物治疗

可用止痛类外用药物等在疼痛处擦揉，或将止痛膏外贴颈部疼痛处。也可以配合活血舒筋、疏风活络药物内服，或活血止痛类的膏药外敷，用于症状较轻者。疼痛较为严重者可服用非甾体抗炎药，如美洛昔康或塞来昔布等。

（三）中医治疗

目前中医治疗落枕的临床方法多种多样，有刮痧、针灸、拔罐、理筋等。

1. 刮痧疗法

选取天柱、风府、大椎、风池、肩井、天宗、外关、落枕穴等穴。

2. 针灸疗法

是治疗落枕的一种重要手段，较适合于病程短的急性发作者。可取悬钟、后溪等穴。备用穴为外关、中渚、阳陵泉。

3. 拔罐疗法

多用于症状明显或病程较长者。常用穴为阿是穴（颈部压痛最明显处），备用穴为风门、肩井。

4. 理筋疗法

包括揉法、擦法等。理筋的作用是缓解肌肉的痉挛，进而缓解疼痛。本病具有自愈性，一般在休息数日内多可自行痊愈。通过正规的治疗可缩短病程、促进痊愈，若不想就医，治疗者也可自愈，但复发机会较多。

（四）日常防护措施

落枕者应正确认识落枕形成的原因，掌握相关护理知识，进行科学的日常生活管理和颈部肌肉功能锻炼。

1.选择合适的枕头

枕头造型最好用中间部分呈凹型的；高度应掌握在9 ~ 12 cm；柔软度以易变形为度。

2.做好防寒保暖工作，避免颈部受凉

睡觉时要盖好颈部，将被子往上拉至下颌部；天气炎热时，避免电风扇、空调等长时间直吹颈部，尽量不要睡在有“穿堂风”的地方。

3.加强锻炼颈部肌肉

经常做一做颈部运动，以增强颈部力量。方法如下：站立，双手叉腰，低头看地；头颈向左侧弯，头颈向右侧弯；双手掌并拢，大拇指托住下颌，做抬头望天；双手侧平举，然后再向上抬高30°；以上动作宜缓慢，并尽力做所能达到的范围（图1–2）。

4.保持良好的睡姿

尽量不要趴着睡，最好仰面或侧卧睡。

5.注意颈部姿势

如需长时间打电话，每小时休息一会儿，不要长时间歪头。不养成用肩部和耳朵夹手机听电话的习惯；在电脑前工作尽量不要总歪着颈部，即便用前臂支撑也一样。

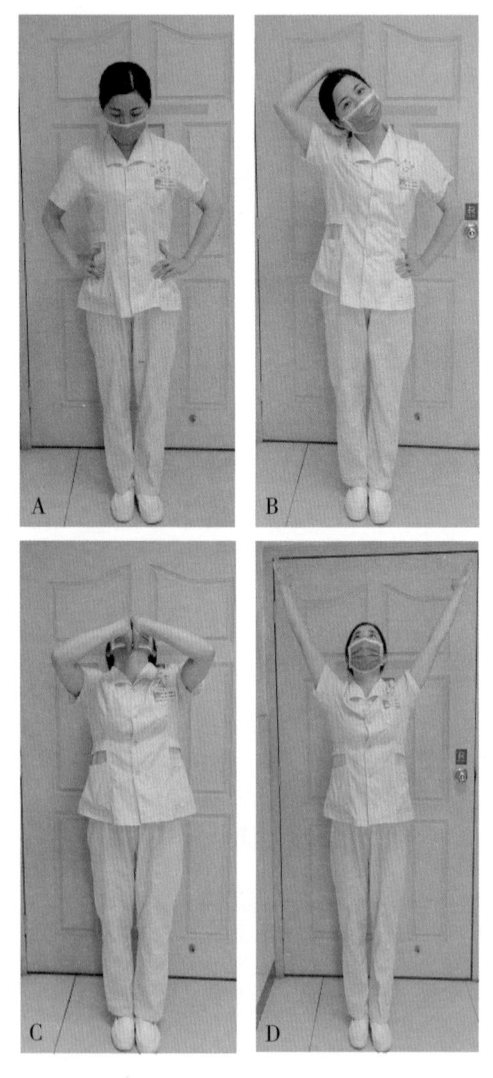

图 1-2　落枕者颈部肌肉功能锻炼

第三节 针到痛除——腕踝针

什么是腕踝针？ 一种只在腕踝部特定的针刺点、循着肢体纵轴用针灸针行皮下浅刺治病的针刺方法。

一、背景

腕踝针为第二军医大学张心曙教授于1975年创立，广泛应用于临床，适用于各种疼痛（如血管性头痛、腰扭伤、牙痛、痛经等）、支气管哮喘、高血压、面瘫、脑血管后遗症、皮肤瘙痒等各类疾病的一种针灸方法。因其操作简单、取穴单一、损伤小、有效率高，颇为患者欢迎。绝大部分患者在施针后数分钟内疼痛等症状可明显缓解，特别是在治疗外科术后疼痛方面收效显著。

腕踝针的中医理论经络学说的基本内容是将身体划分为三阴三阳，而腕踝针所划定的6个纵区与经络皮部大体相似。只限于上肢的腕部和下肢的踝部，采用的是沿皮下平刺，《难经》一书所说“卧针而刺之”“刺卫无伤荣”的刺法，取的是浅层的“卫气”。原理：腕踝针之所以有效是由于神经末梢刺激，通过神经传导引起反射弧联络神经的复杂调整作用，这是种客观存在的神经传导功能活动。

二、分区

（一）头项和躯干的分区

头项、躯干以前后正中线为界，将身体两侧由前向后各部分为 6 个纵行带状的区域。

（二）四肢的分区

当两侧的上下肢处于内面向前的外旋位置，也就是使四肢的阴阳面和躯干的阴阳面处在同一方向中并互相靠拢时，以靠拢处出现的缝为分界，在前面的相当于前中线，在后面的相当于后中线，划分与躯干相仿。

三、操作方法

明确病变部位，确定进针点和针刺方向。常规消毒后，用三指持针柄（30 号或 32 号 1.5 寸毫针），针体与皮肤呈 30° 角，用拇指轻捻针柄，使针尖快速通过皮肤。针尖通过皮肤后，即将针放平，这时针尖会将皮肤挑起约 0.2 cm 大小的皮丘，将针体贴近皮肤表面，循纵轴方向沿皮下进针，针刺进皮下的长度一般为 35 mm，要求不出现酸、麻、胀、痛等感觉，把针体留在皮下组织的浅层，留针 30 分钟。慢性病或疼痛较重时，可以适当延长留针时间。一般病例隔日 1 次，

10天为1个疗程；急性病例每日1次（图1–3）。

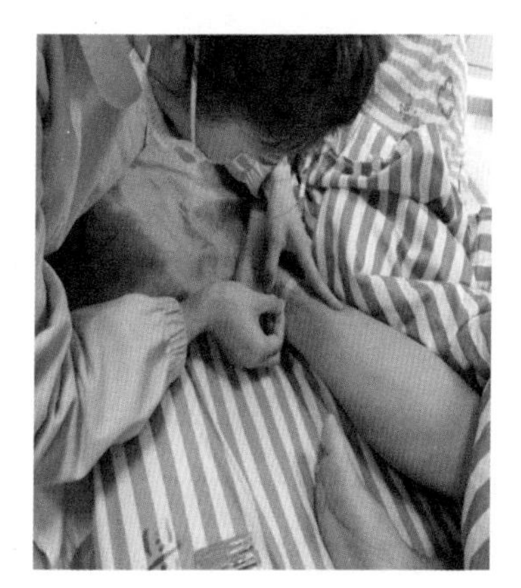
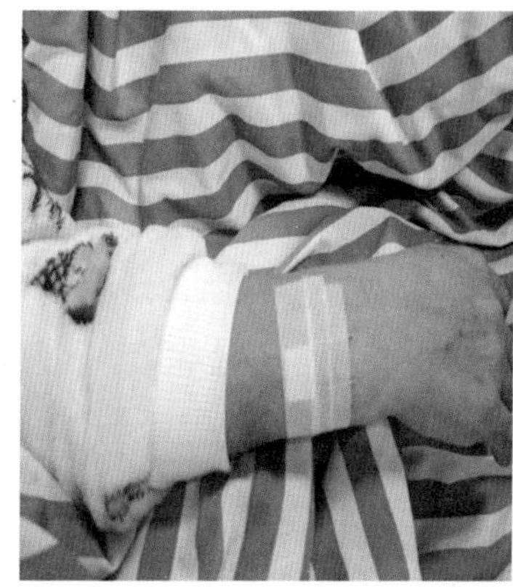

图1–3 腕踝针操作示意图

四、注意事项

（1）针体通过的皮下有较粗的血管或针尖刺入的皮肤处有显著疼痛时，进针点要沿纵线方向适当移位。

（2）针刺方向一般向上，如果病症在手足部位时，针刺方向朝下（手足方向）。

（3）针刺时，以医者针下松软，患者无任何特殊感觉为宜。若针下有阻力或患者出现酸、麻、胀、痛等感觉，则表示针刺较深，应将针退出，使针尖到皮下，重新刺入更表浅的部位。

（4）留针时，一般不做提插或捻转等行针手法。

第四节　日常生活中如何照顾好自己的腰？

由于现代生活及工作节奏的加快，腰部所受的负担也不可避免的增加，由于职业或者日常生活等因素，都可能导致腰部肌肉及椎间盘的急慢性损伤。腰痛是腰部受到积累性损伤的早期信号，长期慢性腰痛者大约有35%最终可发展为腰椎间盘突出症。因此，在日常生活与工作中注意对腰部的保健，对于防止急慢性腰痛的发生，往往能收到事半功倍的效果。

腰部长期承受超负荷的应力是引起慢性腰痛的主要原因，对于长期坐位工作者、职业汽车司机、经常处于非生理位置下操作的修理工、腰部固定性姿势工作或者长期弯腰工作者、腰肌瘦弱的女性等，如果在工作中不注意腰部的合理保护与适当休息，久而久之就容易形成潜在的、积累性的慢性腰肌劳损，也可引起腰椎间盘的积累性损伤。

因此，这类人员平常应当加强对腰部的正确使用和保健。注意工作时腰部的正确姿势；注意休息，劳逸结合，防止过度疲劳；防止腰部受到外伤及寒冷等不良因素的刺激；适当进行体育锻炼，尤其要加强腰部肌肉锻炼。这些措施可以有效地防止和减缓腰部肌肉和椎间盘的劳损。

（1）早上睡醒后突然坐起常会伤了腰部。睡醒后应先在床上将腿屈起做左右倒的体操，然后再用胳膊支撑上身来起床。早晨身体的各部分肌肉还没完全变暖时，突然的动作会引发腰痛，所以应在一些细小的事情上采取慎重的动作。如洗脸时将一只脚放在矮台上，穿鞋时不要半蹲，应坐下穿等。

（2）等公共汽车时，不要双腿并齐，将一侧脚搭在低矮的台上或石头上会感觉轻松得多。

（3）弯腰搬重物时，要先蹲下，利用双腿的力量起身，重物尽量靠近躯干，尽量不用腰部力量搬起重物。

（4）保持正确坐姿，避免久坐。要注意久坐会对腰产生不利影响，引发腰痛，隔半个小时站起来走走。工作中要保持正确的姿势坐在椅子上，时而进行腰腿部及脚底穴位的按摩，或做一下体操以缓解腰部肌肉的紧张。

（5）在厕所里，从坐位站起身时，应用手支在墙壁上站起，尤其是从蹲着的位置站立起来时很容易扭伤腰部。

（6）睡觉时，或者弯曲髋关节横向侧卧，或者在腿下面垫上垫子屈腿仰卧。枕头要用稍硬一些偏低的，如脖子下面有空隙，可用卷起的毛巾塞满。

第五节　颈肩腰腿痛与失眠

颈肩腰腿痛属于中医“痹症”的范畴，内有正气不足、肝肾亏虚，外有劳损、外感风寒湿邪的诱因，而导致了气血痹阻不通，是相对比较常见的脊柱外科疾病。也是由于颈椎疾病引起肩关节部位放射性疼痛，以及由于腰椎疾病引起了下肢、腿部放射性疼痛的临床症状。

失眠指经常不能获得正常睡眠，或入睡困难，睡眠时间不足，睡眠不深，容易惊醒，时睡时醒、醒后不易再入睡，甚至严重的彻夜不眠。失眠可以由很多原因引起，如压力、焦虑、睡眠不规律、睡眠环境差等，另外还可以由一些器质性疾病导致，如疼痛。疼痛会使人的躯体感到不舒服，从而影响睡眠质量，尤其是在疼痛过于剧烈时或者疼痛时间过长，人体难以承受，自然就会出现失眠的症状，长期疼痛会造成精神衰弱，甚至焦虑、抑郁，从而加重失眠。越是疼痛，越是睡不好，睡不好就可能导致疼痛的感觉放大。

部分颈肩腰腿痛患者由于长时间慢性疼痛导致失眠，机体得不到良好的休息及放松，而导致症状迁延不愈，甚至加重，同时颈椎病压迫到了交感神经还会加重失眠。部分急性颈肩腰腿痛患者一方面由于剧烈疼痛而睡眠质量下降；另一方面由于对疾病的治疗方式、预后的不了解，而产生了恐惧、焦虑、失眠，导致颈肩腰腿痛加重，陷入恶性循环。

当颈肩腰腿痛遇到失眠该怎么办？

1. 调节情志，适量运动

心情欢畅可以帮助疏肝使得气机舒畅，气血循环旺盛，因此可以安神也可以缓解颈肩腰腿痛。

2. 积极治疗，消除恐惧

积极找专科医师了解病情，消除恐惧心理，避免出现焦虑、抑郁，中医在治疗颈肩腰腿痛疾病方面有很多方法，最常用的传统治疗方法主要有针灸、穴位埋线、穴位注射、拔罐（图1–4）、刺络放血、推拿、牵引正骨、艾灸、中药内服、膏药外贴、中药热敷、中药熏蒸和中药熏洗等。同时可以针灸推拿调和阴阳，如针刺太冲、合谷、太溪、涌泉、劳宫、安眠等穴；艾灸三阴交、安眠、百会、气海等穴来补养气血；艾灸涌泉、太溪来滋阴降火。

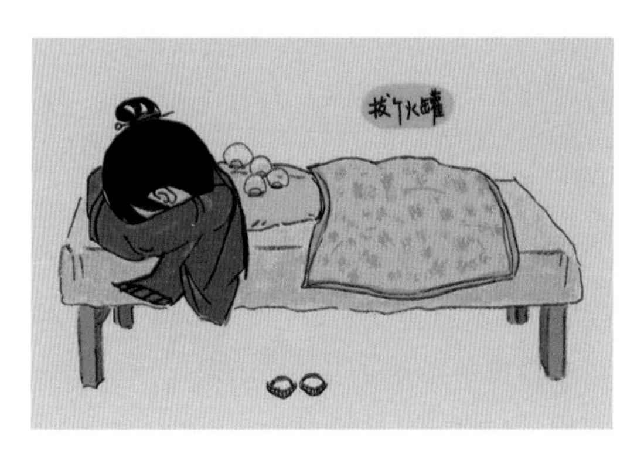

图1–4　拔火罐

3. 规律作息，养成良好的睡眠习惯

按固定的时间上床入睡，如果上床20分钟之后无法入睡，可以起床稍微做适当的活动，然后再次上床入睡，睡前不喝茶、咖啡这类含有咖啡因的饮品，睡前避免吸烟、饮酒。保持黑暗和安静的睡眠环境，摒弃一些不好的习惯，如睡前刷手机、看平板等。如果这些方法不是特别奏效，可能要辅以药物的治疗。

当颈肩腰腿痛与失眠同时出现时，两者需同时治疗，如合并有焦虑、抑郁时，应该同时进行抗焦虑、抗抑郁治疗。

第六节　颈椎骨质增生怎么办?

到了中老年后，大部分人颈椎都会出现退变，拍 X 片都会出现颈椎骨质增生，就好像人上了年纪之后，皮肤的弹性差了，长皱纹了一样，这是一种不可抗拒的生理现象。

颈椎骨质增生了，先了解颈椎骨质增生的部位、程度和周围组织如神经、血管、食管的关系，还要了解颈椎骨质增生有没有带来相关临床症状。

如果仅从影像学检查表明有骨质增生，对周围组织没有构成明显压迫，也没有临床症状，可以暂时观察，不需要特殊处理。平时要注意端正颈部姿势，看书时要正面注视，注意保持脊柱的正直，不要偏头耸肩，不要躺在床上看书、看电视或使用电脑；选择合适的枕头，枕头高度以 9 ～ 12 cm 为宜。习惯于仰卧位的，可将枕头置于颈下，使头部保持略后仰的姿势；习惯于侧卧的，将枕头调整到与肩等高的位置，保持头颈在同一水平面上。避免受凉、潮湿，夏季尤应注意不要将空调、风扇直接吹向颈部；如果是长期伏案工作者，应该定时改变头部的体位，按时做颈肩部肌肉的锻炼。选择合适的枕头与睡姿，在睡眠过程中既要维持整个脊柱的生理曲度，又要舒适，全身放松。

如果颈椎骨质增生对周围的血管、神经产生了压迫而且伴有轻微临床症状，没有明显的上肢或者是四肢疼痛、麻木、无力等情况，也没有出现肌肉萎缩，可以运用按摩，局部针灸、艾灸，中药熏洗等治疗，同时也可以配合离子透入，微波治疗，都能够有效地治疗颈椎的骨质增生，缓解临床症状。

如果颈椎骨质增生导致了明显的脊髓神经根压迫，出现了明显的肢体麻木及肌肉萎缩或者是有活动受限的情况，这种情况就需要行手术的治疗，以解除脊髓和神经根的受压，从而解除临床症状和提高生活质量。

总而言之，颈椎骨质增生怎么办要具体问题具体分析，对轻度的、没有构成临床症状的，不需要处理，对周围的血管、神经组织产生了压迫，有了临床症状，可先保守治疗，如果保守治疗效果不好，就需要手术处理。

第七节　如何预防骨质疏松?

许多人认为，骨质疏松症是老年人特有的现象，骨质疏松症的预防是老年人的事情，与年轻人无关，这种观点是片面的。在青春期人体骨量迅速增加，35 ~ 40 岁以后，骨量开始下降。女性绝经后，骨量下降的速度明显快于男性。如果骨组织储备量很少，随着逐年丢失（特别是女性绝经后骨丢失要加快），骨质疏松症现象必然会提前到来。所以，骨质疏松症的预防要从青年时代开始，防患于未然，才能取得满意的效果。

一、青年人预防骨质疏松症的重点及应采取的措施

1. 养成良好的生活及饮食习惯，以维持骨量的稳定

青年人在身体成长及发育过程中，应合理安排饮食，多食用含钙、磷及其他骨代谢必需物质的食物，以补充骨代谢所需的原料。

2. 积极锻炼身体，进行适当地运动

有利于促进骨组织的血液循环，利于骨组织的生长和发育。通过运动和锻炼使骨骼受力，以增加对骨骼的刺激，这样有利于骨小梁的发育和骨量的增加。

3. 戒除烟、酒不良嗜好

吸烟、饮酒会影响内脏的功能，使消化系统对钙、磷的吸收减少，而从尿及大便中的排泄增加，使人体内骨代谢所需的物质处于供不应求的状态。

4. 减少蛋白质和咖啡因摄入

过量的蛋白质在体内代谢过程中会产生许多酸性物质并从尿中排出，使尿钙的排出量增加，增加体内钙的丢失，不利于骨质疏松症的预防。咖啡因食入过多，也促使钙从尿及大便中排出，不利于骨量的增加，要避免过量饮用咖啡和碳酸饮料。

5. 注意保持体重

有的年轻人为了减肥，过度节食，使身体在减少脂肪组织的同时也会丢失宝贵的骨质。因为脂肪与雌激素的代谢有关，脂肪水平高时，体内雌激素的水平也相对升高，而雌激素对于骨的生成有直接作用；当脂肪减少时，必然使体内雌激素水平下降，不利于骨质疏松症的预防。

6. 保持心情的愉悦

学习工作压力过大，会阻止钙质的吸收，青年人应该每天保持良好的心情，学会释放压力。

二、中老年人预防骨质疏松症的重点及应采取的措施

1. 高钙饮食

中老年人要多吃富含钙的食物，补钙最好的方法是喝牛奶，其他食物如豆干、虾皮、芥菜、海带、红苋菜、油菜也是含钙量很高的食物，如果每餐都搭配一些富含钙的食物食用，补充钙的效果会更好。

2. 避免影响钙吸收的食物

蛋白质有助于钙的吸收，但蛋白质摄入过量会增加钙的排泄，而且大多数高蛋白食物的磷含量也很高，磷摄入过多也会影响钙的吸收，可乐、雪碧等饮料磷含量也很高。

3. 增加户外活动

吃了补钙的食物也要身体吸收才有效，如果体内缺乏维生素 D 就会影响钙的吸收和利用，人体要合成维生素 D 需要日光的照射，所以中老年人每周要到户外进行活动，以产生足够的维生素 D。

4. 远离肥胖

肥胖的人患骨质疏松的概率高于体重正常的人，因此中年发福的人要特别注意，如果超重要及时减肥，保持标准体重就可以预防发生骨质疏松。

5. 不要长时间的坐卧

老人长时间的坐卧，会导致关节僵硬，也会加重骨质疏松症状，应当进行适度的锻炼，坐一段时间后要站一站，站久了就要坐一坐，也可以在家里做一做家务劳动。

第八节　胸腰椎骨折卧床排便困难怎么办?

所谓胸腰椎骨折是指由于外力造成胸腰椎骨质连续性的破坏，这是最常见的脊柱损伤。在青壮年患者中，高能量损伤是其主要致伤因素，如车祸、高处坠落伤等。老年患者由于本身存在骨质疏松，致伤因素多为低暴力损伤，如滑倒、跌倒等。对于胸腰椎骨折的患者，其特点是卧床时间长，并发症多，功能恢复慢，心理影响大。腹胀及便秘是胸腰椎骨折一种常见的早期并发症，常导致患者腹痛，食欲不振，甚至烦躁、焦虑等，不但增加了患者的痛苦，而且影响了术后患者的康复。排便困难主要因大肠传导功能失常，粪便在肠内停留时间过久，水液被吸收而致便质干燥难解。病位在大肠，与脾、胃、肝、肾等脏腑功能失调有关。

一、胸腰椎骨折术后腹胀便秘的原因

（一）内源性因素

腰椎骨折引起后腹膜血肿刺激腹壁使肠管蠕动变慢所致，腹膜后存在与消化系统有关的神经分布，腰椎骨折后的出血刺激了这些神经，影响其功能，导致胃肠激素分泌增多，引起了排便困难和腹胀。

中医学认为骨断筋伤，气滞血瘀，瘀血宿于腹后壁，浊气积聚，腑气不通，升降失序，腑气痞塞致之。

心理因素影响：术后伤口疼痛，活动受限担心预后，均使患者产生焦虑情绪致食欲低下，肠蠕动减慢可致便秘。

躯体活动受限：术后患者担心因活动影响骨折愈合，同时疼痛限制活动，术后活动量突然减少，食欲低下，摄入食物及水分较少，肠内容物不足以刺激胃肠正常蠕动，蠕动减慢可致便秘。

饮食不当导致胃肠道产气过多引起腹胀，此外创伤引发应激性溃疡，胃酸分泌过多而导致胃产气增多。

（二）外源性因素

环境因素的影响：如病区环境陌生感，病房的光线过亮，周围无关人员多，噪声大，湿度及温度不舒适等。

术后患者需卧床排便，没有掩蔽性的环境导致患者身心紧张，不利于排便反射的建立。

二、胸腰椎骨折术后腹胀便秘的护理

（一）腹部按摩

（1）用双手掌在腹部做摩法约 1 分钟，然后在小腹部用单手掌做顺时针揉法，约 100 次。

（2）用双手掌在患者腰部、背部的膀胱经路线上自上而下做推法，约 10 次。

（3）双膝屈曲，腹部放松，左手中指叠食指上，置于神阙穴，按顺时针方向按摩；双手重叠置于剑突下，向下推至耻骨联合处；时间为每天早餐后 30 分钟左右，持续时间为 10 分钟以上。

（二）物理治疗

1. 灸法（艾条灸）

主要针对虚秘患者，将艾条燃着的一端与施灸处的皮肤保持 2 ~ 3 cm 距离，使患者局部温热而无灼痛，每穴灸 10 ~ 15 分钟，以皮肤出现红晕为度。一般每日灸或隔日灸。常取神阙、支沟、上巨虚等穴。

2. 耳穴压豆

通过耳穴贴压刺激经络、平衡阴阳、调理脏腑，缓解患者的便秘。取穴：大肠、神门、胃、小肠，配穴：肺、肝、肾，每次选主穴 2 ~ 3 个，配穴 1 ~ 2 个 。每天 3 次揉压所贴耳郭的穴位，每次 3 ~ 5 分钟来加压刺激，以助排便。

3. 针灸疗法

取天枢、足三里、三阴交、脾俞、大肠俞穴进行针灸疗法，便秘病位在大肠与肺、脾、胃、肝、肾等脏器相关，总属气虚不运，气虚阻滞致大肠传导失司，阴阳燥热，津液亏虚，无水行舟所致。足三里属足阳明胃经，为强壮要穴，可健运脾气，脾俞可健脾胃，益气血，以开生化之源。三阴交为足三阴经交会穴，可滋阴生津以润肠，且三阴交又为足太阴脾经之主穴，可调脾胃之气，使气机升降得顺，以通便。天枢为手阳明大肠之墓穴，大肠经经气汇聚于此，肺与大肠相表里，故此穴可泻阳明之热，又能激发大肠与肺经经气使气机调畅。

（三）正确的饮食指导

饮食上避免过度煎炒、酒类及辛辣刺激、寒凉生冷之物。应多食含纤维素高的蔬菜与水果。蔬菜中以茭白、韭菜、菠菜、芹菜、丝瓜、藕等含纤维素多，水果中以柿子、葡萄、杏子、鸭梨、苹果、香蕉、西红柿等含纤维素多。纤维素可增加肠腔容量，刺激肠壁，使肠蠕动增强。患者饮水宜大口多量。晨起空腹饮温开水 300 ~ 400 mL，分 2 ~ 3 次饮尽。每天至少饮水 1500 mL。此外，应食用一些具有润肠通便作用的食物，如黑芝麻、蜂蜜、香蕉、番薯等（图 1–5）。

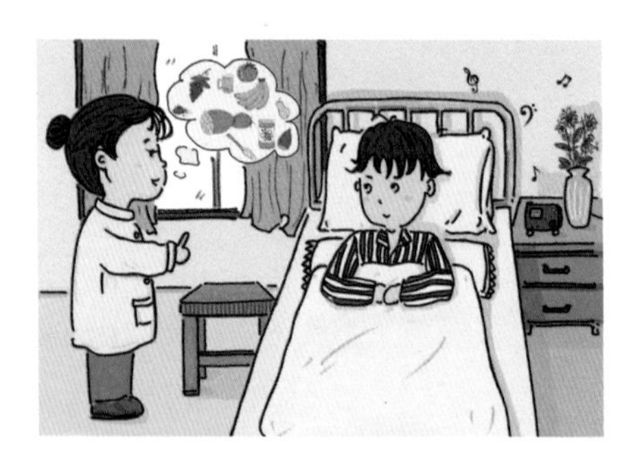

图 1–5　术后腹胀便秘的护理

（四）排便训练

定时对患者进行排便训练，每天早餐后按压肛门刺激肛门括约肌，模拟排便过程及重建排便机制，争取重建与进餐相联系的刺激反应性排便。逐步适应病房环境，建立床上排便，定时排便习惯。另外叮嘱患者经常进行深呼吸增加腹部力量，利于粪便的排出。为患者提供一个掩蔽的环境和充足的排便时间。可采用以下方法，拉上围帘，要求陪客及工作人员暂时离开，打开窗户，利用芳香剂除臭。

（五）体位护理

调整卧姿，根据骨折部位给予胸腰部垫薄枕，既有利于骨折复位又可以减轻腹膜后血肿对神经的压迫。

（六）心理护理

身体的创伤对其心理及身体带来直接的冲击，使患者对康复顾虑重重，且易产生焦虑、恐惧等不良心理状况。做好与患者的沟通，应做到让患者精神愉快，若情志失和，忧愁思虑可致气机郁滞而传导大肠失职造成便秘，可以让患者听一些柔和音乐。（研究表明，良好的心理状况能通过迷走神经、视神经、听神经递质的释放来调节胃肠功能紊乱。）

（七）合理使用镇静止痛和缓泻剂

镇静止痛剂可使感觉便意的阈值增高，促使便秘的发生，使用缓泻剂应遵循小剂量、最短疗程、最合理剂型的原则，对于骨科 3 天以上未排便者要及时采取措施，如服用胃动力药及缓泻剂。严重者行胃肠减压，肛管排气，灌肠，番泻叶及甘露醇小剂量口服。

三、小结

胸腰椎骨折术后腹胀及便秘的中西医治疗方法有很多，在临床护理中应重视早期辨证施护，引起便秘的相关因素主要是术后饮食不当，缺少躯体活动，其次是心理、环境因素。进行有针对性的护理干预是非常必要的，在为患者做好心理护理和环境护理的基础上应优先采用物理治疗的方法，如腹部按摩、穴位点按摩、调整体位等。同时，让患者及家属参与康复护理的全过程，这对患者生活质量有促进作用。

第九节　预防下肢深静脉血栓

一、血栓形成的定义

血栓形成特指在心血管系统管腔中形成的血凝块。可分为生理性和病理性两种。

二、血栓分类

（1）静脉血栓形成：最为多见。

（2）动脉血栓形成：多见于冠状动脉、脑动脉等。

（3）毛细血管血栓形成：常见于DIC、血栓性血小板减少性紫癜及溶血尿毒症综合征等。

三、下肢深静脉血栓的三大症状

（1）下肢不对称肿胀。

（2）疼痛。

（3）浅静脉曲张。

四、预防深静脉血栓

1. 运动

长期卧床的患者应鼓励其做足屈伸活动，必要时对小腿进行按摩，使小腿肌肉被动收缩，防止静脉血栓形成。患者进行踝泵运动，膝关节屈伸运动，以促进血液回流。

下肢踝泵运动：① 慢慢地将脚尖向上勾起，保持3～5秒。②远伸使脚面绷直，保持3～5秒。每组做20次，建议早、中、晚各做1组。

2. 饮水

多饮温开水，2000～2500 mL/日。

3. 饮食

低脂饮食，宜清淡，忌辛辣刺激、肥腻之品，多食纤维素丰富食物，如芹菜粥、玉米粥、大豆、燕麦等，保持大便通畅，必要时用开塞露、芦荟胶囊等，避免因排便困难引起腹压增高，影响静脉回流。

4. 着装

穿着弹力袜。

五、中医中药预防

①穴位贴敷；②穴位按摩；③循经按摩；④下肢拍打疗法；⑤足底治疗；⑥艾灸。

六、注意事项

（1）深静脉血栓很常见，多无症状，但是有严重的并发症——肺栓塞，可致命。

（2）临床以预防为主，尽早肢体活动是预防的关键，但是，一旦发生了血栓就禁止活动。

（3）预防措施一定要及时记录。

（4）手术后的患者应注意肢体不对称的肿胀和疼痛，以及胸痛。

（5）一旦出现胸痛、晕厥，首先考虑肺栓塞，要及时抢救。

第十节　灸疗对寒湿阻络型腰痛患者的作用

在我们日常生活中，很多人经常备受腰痛的困扰。腰痛一直是临床上比较常见的一种疾病。造成腰痛的原因有很多，一些是因为慢性劳损所造成的，还有一些是因为功能性病变所导致的。

寒湿腰痛的患者一般会有以下一些症状：第一种是会有腰部的疼痛，尤其是在阴雨天或者是腰部受寒的时候加重，在患者休息的时候也会出现疼痛加重的情况；第二种是会有翻身不便的情况；第三种是会有浑身疲乏无力的感觉。当患者由于寒湿侵袭而出现了腰痛的情况时，建议尽早到正规的中医诊疗机构进行就诊，然后进行相应的热敷、理疗、拔罐、针灸、艾灸、膏药、按摩等治疗。

针对不同的原因，我们应该采取有针对性的治疗方案，才能达到最好的治疗效果。艾灸是一种具有温经通络效果的治疗方法，用来治疗腰痛的效果也是十分明显的。

艾灸法是中医传统的一种治疗方法，有温经散寒、温通经络、活血逐痹、消瘀散结、扶阳固脱、防病保健等作用，对慢性腰痛有较好的治疗作用。

1.腰部艾灸

艾灸的方法有很多，包括艾炷灸、艾卷灸、温针灸和温灸器灸。腰部施灸时，选穴是比较关键的一步，首选穴是命门、肾俞，然后选取痛点。命门穴是人体督脉上的要穴，位于后背两肾之间，第二腰椎棘突下，与肚脐相对的区域；肾俞穴位于第二腰椎棘突下旁开 1.5 寸，即命门穴两侧旁开各 1.5 寸处。这三处穴位均有强腰健肾之功，是治疗腰痛要穴。

2.腰部艾灸方法

选好穴位后，将艾条的一端点燃对准腧穴或患处，距离皮肤 2 ~ 3 cm 处进行熏烤，使局部有温热感而无灼痛为宜，至皮肤红晕为度；或将艾条点燃的一端与施灸部位的皮肤虽保持一定的距离，但不固定，而是向左右方向移动或反复旋转地施灸；或艾条点燃的一端与施灸部位的皮肤并不固定在一定距离，而是像鸟雀啄食一样一上一下施灸。

3.艾灸腰部的注意事项

艾灸治疗腰痛的效果比较明显，在生活中对于腰痛患者的护理情况也很重要，一定要保持良好的生活习惯，不要让腰腿部受寒。防止腰部过度劳累，站姿或者是坐姿都要正确，以免造成腰椎受力不均，引发腰椎间盘突出等症状。同时应该注意在进行体育锻炼的时候，幅度不要过大，以免拉伤腰部韧带。

第十一节　截瘫患者的居家护理

何谓截瘫呢？截瘫是瘫痪的一种类型。脊髓颈膨大以上横贯性病变引起的截瘫为高位截瘫，第三胸椎以下的脊髓损伤所引起的截瘫为双下肢截瘫，如出现肢体感觉、运动、反射等消失，以及膀胱、括约肌功能丧失。在中医学中，截瘫多称为痿证，它是指四肢筋脉拘急、伸缩无力、不能随意运动而导致肌肉萎缩或双侧肢体瘫痪的一种病证。

导致截瘫的原因有哪些呢？从中医的观点来看，是由于跌仆、坠落、重力压砸损伤了督脉所致。

截瘫患者病程长，恢复慢，且容易产生并发症，需要长期大量的护理工作且在家里完成，因此，指导患者及家属实施正确的护理是非常有必要的。那么，截瘫患者的居家护理有哪些呢？

一、预防压疮

压疮是指局部组织长期受压、血液循环障碍、持续缺血缺氧、营养不良而引起的组织溃烂和坏死，可能伴有疼痛。如何预防呢？①增加翻身次数，有效减压；②加强皮肤保护，避免摩擦、潮湿和排泄物对皮肤的刺激；③加强营养摄入；④增加皮肤检查次数；⑤由于截瘫患者的感觉较迟钝，所以切勿使用热水袋，以防烫伤皮肤。

二、预防肺部并发症

①每天开窗通风，保持适当的湿度、温度。保持呼吸道通畅，清除痰液。②及时清理口腔卫生，避免发生口腔感染而引发呼吸道感染。③保持充足的摄水量，降低机体分泌物的黏稠度。④意识障碍者，需要帮其固定翻转体位。⑤注意饮食习惯，多吃高蛋白、高维生素食物。⑥锻炼肺部功能，如进行深呼吸、扩胸运动、吹气球、唱歌等。

三、大便失禁、便秘护理

①鼓励患者多饮水，一天饮水量达到 2000 mL。②大便失禁者做好肛周皮肤护理。③便秘时鼓励患者进食易消化及含丰富纤维食物、新鲜水果，可以以腹部为中心顺时针按摩腹部，以腹部出现热感为宜，促进肠蠕动，必要时可使用番泻叶泡水内服，或开塞露塞肛。④运用大黄等药物放置于相应的穴位，如神阙，再通过艾箱灸对穴位进行施灸，可调节元气，升清降浊。

四、预防肌肉萎缩及关节畸形

①每日进行四肢的主动或被动运动，如踝泵运动、等长

收缩、等张收缩等。②用软枕垫于双足底，使足背伸置于功能位，预防足下垂。

五、心理护理

由于截瘫的病程较长，恢复较慢，导致患者的工作、生活、经济等方面发生了较大的改变，所以，患者的心理护理也不能忽视。患者在病程中可能会产生悲观等不良情绪，家属应该多主动关心患者，加强与患者之间的沟通，进行心理疏导，如听音乐、与病情恢复良好的患者进行交流等，使其树立战胜疾病的信心。

截瘫的康复之路任重而道远，需要患者及家属之间相互配合和协作，循序渐进，持之以恒，方能从最初的替代护理到最后的自我护理。

第十二节　你了解腰椎间盘突出症吗?

许多朋友患腰椎间盘突出症引起腰痛及腿痛，严重影响着工作与学习，甚至严重者可以引起下肢无力、大小便失禁等。那么什么是腰椎间盘突出症呢?

腰椎间盘是人体的一个正常的组织结构，是椎体与椎体间的连接组织，并且形成关节，具有减缓冲击、骨连接的作用。腰椎间盘突出症大多是因外伤、退变老化后引起纤维环组织的破裂，腰椎间盘中的髓核突出、压迫神经而引起。腰椎间盘突出是组织结构退变的结果，是引起腰腿痛的原因。依据突出的影像分为膨出、突出、脱出、脱出并游离4类。

治疗上中医认为腰为肾之府，故治病求本，从肾论治。如腰痛患者以肌肉胀痛为主要症状，伴饮食不化，腹部胀痛，舌苔厚腻或无苔，因脾主四肢、肌肉，故从脾肾论治。以下肢根性疼痛为表现者以筋痛为主要症状，因肝主筋、肾主骨，从肝脾不和论治，养肝、柔肝、护脾胃。所以中医讲究肝、脾、肾的综合治疗，疏泄得法，治疗肯定有效，还可以加上针灸、拔罐、推拿、牵引等中医治疗。但症状过重，影响下肢肌力和大小便功能者，需要选择手术治疗。

总之，腰椎间盘突出症，预防大于治疗。预防上讲究道法自然，向自然界万物学习，有脊椎动物，不直立行走的，不会出现腰椎间盘突出症，那么就要学习它们的行为活动方式，游泳、五禽戏、易筋经、太极等都是比较有价值的运动形式（图1–6）。

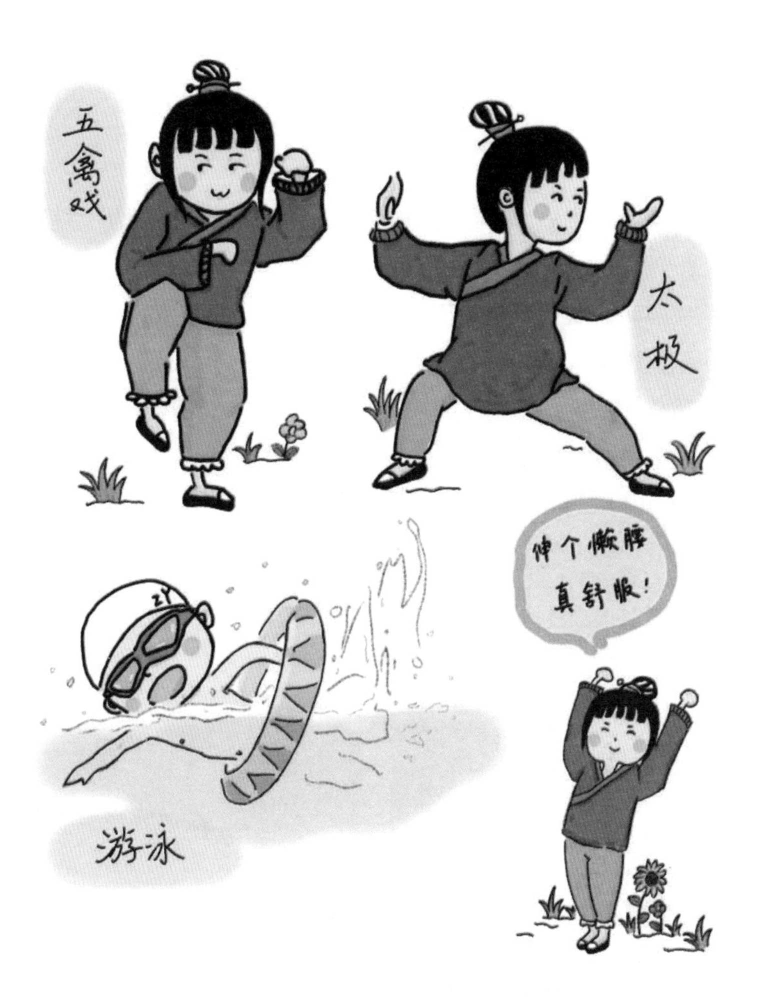

图 1-6　腰椎间盘突出症常用运动方式

第十三节　颈椎病的科学锻炼和日常保健

随着电脑、平板、手机等电子产品不断普及，“低头族”“手机党”随处可见，个人不当的姿势和不良习惯增加了颈椎病的发病风险。工作压力日益繁重、长期伏案工作学习，人们很少有意识有规律地进行运动，我们需要通过掌握科学合理的方法来降低颈椎病患的折磨，从而提高人们的工作效率和幸福指数。

中医认为，科学的锻炼使全身气机得到舒畅，改善脊柱韧带的功能状态，吸纳天地之灵气，疏通体内经络。旋肩舒颈使颈肩部肌肉群得到锻炼，保持和增加弹性，使颈肩关节保持灵活性。下面介绍颈椎病的锻炼方法（图 1-7）。

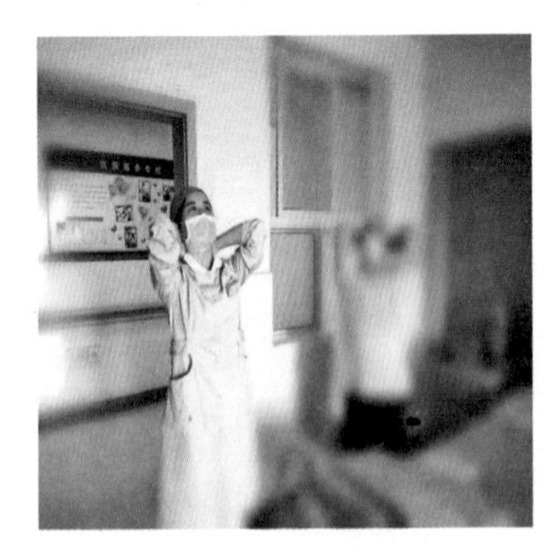

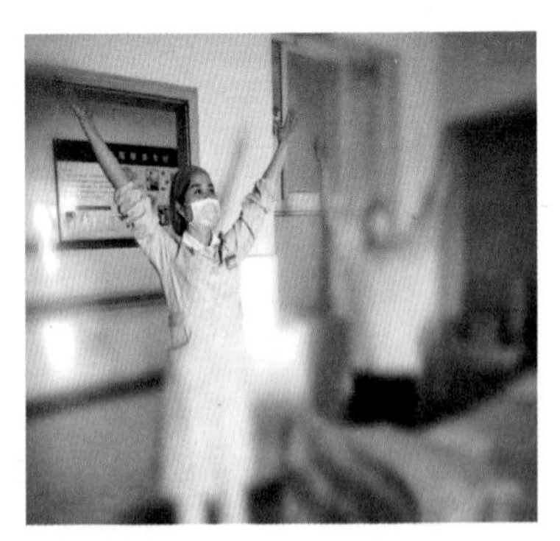

图 1-7　颈椎病的锻炼方法

一、前伸探海

保持好站立的姿势，头部往前伸，并向右下前方转，眼睛目视前下方，然后再恢复站立的姿势，然后头颈向前伸展，并侧向左前下方，转眼睛看清眼前下方，然后再回到站立的姿势。

二、回头望月

这个锻炼的姿势和颈椎的疾病有一定的关系，首先大家可以保持站立的姿势，然后头颈尽量的向右后上方转，眼睛也向那个方向看去，就好像我们平时看月亮是一样的道理，最后头颈向我们的左后方转来重复一下动作。

三、缩颈耸肩

首先是以站立的姿势，双手要放在腰两侧，下颚尽量的往后缩，两边的肩膀也要向上收拢，这个时候，大家会觉得肩膀和肩胛骨非常的酸，非常的胀，等到耸到一定的高处的时候，深吸气一口，然后再慢慢呼气。在做上述动作的时候，头部也可以慢慢地向后仰，下颚慢慢地抬起，两边的肩膀开始由上往下进行扩展，让胸部和肩部感觉到有发胀的感觉。

急性期颈部应制动，避免功能锻炼，防止症状加重，缓解期指导患者在颈托保护下行颈部拔伸、耸肩、扩胸等练习，康复期指导患者进行前伸探海、回头望月、米字操等锻炼。

有研究显示，坚持颈肩部功能锻炼并结合自我穴位按摩能起到日常保健的作用。穴位按摩后，颈部肌肉处于放松状态，适当进行颈部肌肉锻炼，可激发阳经经气，推动气血的运行，达到滋养筋骨，祛散风、寒、湿邪，疏通血脉，调畅气机的功能。中医认为颈椎病与督脉、手足太阳经相关，大椎为督脉与手足三阳经交会穴，故刺激大椎可调节三经，进而改善症状。百会同样为督脉经穴，别名“三阳五会”，意为百脉交会之处，在颈椎病治疗中，主要取升阳、通督的作用。合谷是大肠经的一个重要穴位，大肠经从食指经过手、臂、肩、颈，一直到头面部，“经络所过，主治所及”，合谷穴经气旺盛，止痛效果好，对于缓解颈肩背部疼痛很有帮助。风池、肩井穴是足少阳胆经穴位，少阳主半表半里，为表里之枢机，气机升降运行的通道，是通调颈部气机的关键所在。颈椎病引起的颈肩疼痛很多时候是由于局部肌肉受风寒之邪导致痉挛引起，庄礼兴教授自创“颈肩穴”，取穴为大椎及肩井连线中点，当颈肩连线交界处，庄教授认为此穴连接督脉及少阳经，可达到疏通经络，缓解局部肌肉紧张的作用，疗效尤佳。点按大椎、风池、百会、合谷、颈肩穴，拿捏颈后肌、肩井穴区等关键部位，可刺激经络反应，舒筋活络，以增强免疫力，缓解疼痛。

同时，日常生活和工作中要养成良好的习惯，尽量不要卧床看电视、看书。相关研究认为，颈椎病的发病根源在于筋骨劳伤、正气不足、颈部受寒。预防颈椎病要严防寒风潮湿之邪，尤其是炎热夏季长期处于空调房中，易受冷风吹袭而导致气血凝滞诱发颈椎病，因此要做好颈部保暖工作，选择空调适中的温度，洗发后务必要吹干后入睡。跑步、游泳亦是颈椎病的有效日常锻炼保健方法。

第十四节　颈椎病缠绕难舍，中医妙方摆脱“颈”箍咒

现如今，因为颈椎病的“绑架”，很多人一扭头、一转脖子都疼痛。颈椎病，现代医学将它分为颈型、神经根型、脊髓型、椎动脉型、交感神经型及混合型，临床上虽然以中老年人常见，但近年来，却也有年轻化的趋势。在中医中，本病属于痹证、痿证、眩晕等范畴。下面简单地介绍中医治疗颈椎病的方法。

中医治病，向来讲究辨证论治。对于颈椎病，中医遵循的是“实则泻之，虚则补之，瘀则通之，结则散之，寒则热之，不盛不虚以经取之”的总体原则。根据颈椎病的证候表现，中医将其分为风寒湿痹证、气滞血郁证、痰湿阻络证、

肝肾不足证、气血亏虚证五大证型。先来看风寒湿痹证，常表现为颈部、肩部、上肢麻木串痛，颈部僵硬，头部沉痛，畏惧风寒，活动受限。舌象表现为舌质淡红，舌苔薄白。脉象为弦紧脉。对于风寒湿痹证，治疗上常常用祛风散寒、除湿通络的方法，代表方如桂枝附子汤（桂枝 9 g，炮附子 10 g，炙甘草 6 g，生姜 9 g，大枣 6 g）。

再来看气滞血郁证，这种证型常常表现为颈肩部、上肢部刺痛，痛处固定，伴有肢体麻木。舌象表现为舌质暗。脉象为弦脉。对于气滞血郁证，治疗上常常用活血化瘀、舒筋通络的方法。代表方如舒筋汤（羌活 10 g，当归 10 g，酒炒片姜黄 10 g，炙草 6 g，炒白术 10 g，海风藤 10 g，酒炒赤芍 10 g，生姜 10 g）。

第三种证型为痰湿阻络证，这种证型常表现为头晕目眩，沉重如裹，四肢麻木不仁。舌象上表现为舌质淡红，舌苔厚腻。脉象为弦滑脉。对于痰湿阻络证，常采用温经通络、除湿化痰的方法。代表方如温胆汤 [半夏（汤洗七次）、竹茹、枳实（麸炒，去瓤）各 10 g，陈皮 9 g，甘草（炙）6 g，茯苓 10 g]。

第四种证型为肝肾不足证，这种证型临床上常表现为头晕头痛，耳鸣耳聋，失眠多梦，肢体麻木，面红目赤。舌象上表现为舌红少津。脉象为弦脉。对于肝肾不足证，常用补益肝肾、平肝潜阳的方法，代表方如天麻钩藤饮 [天麻 9 g，钩藤（后下）12 g，生石决明（先煎）18 g，山栀 9 g，黄芩

9 g，川牛膝 12 g，杜仲 9 g，益母草 9 g，桑寄生 9 g，夜交藤 9 g，朱茯神 9 g]。

最后一种证型为气血亏虚证，该种证型常表现为头晕目眩，面色苍白，心悸气短，四肢麻木，倦怠乏力。舌象表现为舌质淡，舌苔少。脉象细弱。对于气血亏虚证，临床上常用补益气血的方法。代表方如归脾汤（白术 12 g，当归 10 g，白茯苓 10 g，炒黄芪 15 g，远志 10 g，龙眼肉 12 g，炒酸枣仁 10 g，人参 10 g，木香 6 g，炙甘草 6 g）。

摆脱颈椎病，还颈椎自由自在！

第十五节　颈椎病的保守治疗方法

颈椎是人体脊柱颈段的骨头，共 7 块。它们像砖块一样叠加在一起，颈椎之间有椎间盘，有缓冲震荡的作用。颈椎附近有重要的脊髓、神经、血管等结构走行，也有韧带肌肉等维持颈椎的稳定性。颈椎病是指颈椎间盘退变，进而导致椎间关节、韧带等退变，这些退变的组织压迫或刺激相邻的脊髓、神经、血管等，而出现一系列症状和体征的综合征。常见的保守治疗颈椎病的方法有以下几种。

一、注意休息，避免长时间劳累

（1）尽量卧床休息，避免不良姿势。调整枕头到合适高度及硬度。

（2）工作超过 1 小时，需抬头望向远方，单侧手掌按摩颈部，弹拨肌肉缓解肌肉痉挛，每次 5 分钟，动作轻柔，以引起轻微酸痛为度。

（3）如有头晕、恶心症状，应严格卧床休息，保持颈部固定，可用颈托保护。工作不连续超过 30 分钟，以平卧静养为主。

二、热敷

（一）水热敷法

可以找一个热水袋，直接灌入 70 度的热水，然后外层加上干净的毛巾，直接放在颈肩部位的压痛点，然后保持一段时间不要动，这种热敷方法效果比较好，一般最好是坚持 10 ~ 20 分钟，能够有效缓解颈肩部位的疼痛。

（二）姜热敷法

生姜具有促进新陈代谢的作用，所以先把生姜清洗干净之后直接捣碎，挤出生姜汁之后可以放在锅内炒热，然后再用纱布包起来，放在颈肩部位有明显疼痛的地方，如此就具有更好的效果，可以有效达到治疗颈椎病的作用。

（三）炒盐敷法

首先把粗盐放在布袋中，再把布袋直接放在锅里面加热，等到加热之后放在颈部热敷即可，这种方法相对来说比较温和，不容易出现问题。

（四）谷糠敷法

在治疗颈椎疾病时，许多人都会选择热敷，但是热敷的方法却完全不同，如选择谷糠热敷也是很不错的，可以把谷糠直接放在锅里面，再经过炒热之后可以放在布袋中，然后放在颈肩部位，可以有效达到缓解的效果，不会出现明显的疼痛感。

（五）中药热敷

在选择治疗颈椎疾病时，也可以选择中药热敷的方式，如艾叶、当归、赤芍、透骨草、桂皮，这些中草药都有一定效果，直接把这些中草药全部都缝制好放在布袋中，加入适量的清水熬煮，然后放在颈椎部位，能够有效缓解颈椎疼痛。

三、药物治疗

（1）缓解颈椎病引起的疼痛可以选用非甾体抗炎药，如吲哚美辛、布洛芬、阿司匹林等。

（2）对于颈椎病引起的颈背部肌肉痉挛可以选用氯唑沙宗等药物治疗。

（3）对于颈椎病出现的神经症状，建议服用维生素 B_{12}、谷维素、甲钴胺等药物治疗。

（4）颈椎病引起的头晕头痛，视力模糊等情况，建议服用地巴唑治疗。

四、中药治疗

根据患者的症状、舌苔及脉象，给予活血、通络、止痛的中药治疗；颈椎病中医称为痹证，是中老年人经常发生的一些疾病。一般中老年人是因为年龄增长，肝肾之气逐渐衰退，导致精血亏虚，筋骨柔软，从而造成骨质逐渐疏松。中医治疗颈椎病经常是以温补肝肾、养血益精为主，祛风除湿、活血通络为辅。常用外敷的药物有威灵仙、五加皮、苍术、乳香、没药、白芷、三棱、莪术、木瓜、细辛、黄柏、大黄、赤芍、红花、冰片等，研末然后调匀外敷。内服中药有威灵仙、五加皮、苍术、莪术、三棱、黄柏等，熬水或者泡水喝，来达到活血化瘀、养血益精的作用，预防和治疗颈椎病。

五、其他

（1）牵引是一个比较简单、安全的方法。通过牵引使关节松动，痉挛的肌肉拉开，椎间孔张大，解除神经的挤压和牵拉，导致变形的关节恢复到正常。

（2）通过针灸和推拿调整关节，改善局部的血运，通过理疗来消除炎症，缓解疼痛的症状。

（3）运动疗法包括八段锦、五禽戏等传统的功法，以及游泳等体育锻炼来恢复身体的机能，可以让肌肉的功能更平衡协调，通过这些方法都可以得到治疗的效果。

第十六节　止痛药的副作用

疼痛是人们日常生活中较为常见的病症，不仅会影响人的生活质量，还会因长期疼痛而产生心理障碍。疼痛发生时，人们都会选择各种止痛药来缓解疼痛。

止痛药是日常生活中非常常见的一类药物。引起人疼痛的原因有很多，在选择止痛药物时，如选择不准确，非但无效，还有加重病情的可能；长期使用某种止痛药物，也有可能对人体产生许多副作用。那么各种止痛药物会有哪些副作用或不良反应呢？

一、非甾体类抗炎药

又称为解热镇痛抗炎药。常用的有阿司匹林、布洛芬、吲哚美辛、对乙酰氨基酚、双氯芬酸、尼美舒利、塞来昔布等。此类药物之所以又叫解热镇痛抗炎药，是由于该类药物不仅具有镇痛作用，还有解热和抗炎作用。发热时也可选用，如感冒发热时可以用对乙酰氨基酚来退热。这些药物还可用于缓解轻、中度疼痛，用于一般常见的疼痛，如肌肉酸痛、感冒头痛、风湿关节痛、牙痛、月经痛、神经痛等。长期使用没有明显成瘾性，使用广泛，疗效确切。但是该类药物最常见的副作用是导致胃溃疡和胃出血，特别是长期使用此类止痛药物胃肠道风险就更大，使用该类药物时宜饭后服用，以减轻胃肠道副作用。不同药物胃肠道副作用程度有所不同，因此在选择药物时应根据不同病情和身体情况选择药物。

二、中枢性止痛药

以曲马多为代表，是人工合成的中枢性止痛药，属于二类精神药品。曲马多的止痛作用比一般的解热止痛药要强，用于中等程度的各种急慢性疼痛及手术后疼痛等。此类药物的副作用是恶心、呕吐、头晕等，长期使用还可产生依赖性。

三、麻醉性止痛药

以可待因、吗啡、哌替啶等阿片类药为代表，包括弱阿片类和强阿片类。止痛作用很强，但长期使用会成瘾。这类药物有严格的管理制度，主要用于晚期癌症患者。①弱阿片类：以可待因为代表，可引起呼吸抑制。还有右旋丙氧酚、羟考酮、布桂嗪。②强阿片类：以吗啡为代表，常用的有口服吗啡普通片和控释片，以及丁丙诺菲、芬太尼、美沙酮、哌替啶等。这一类止痛药物副作用是呼吸抑制、恶心呕吐、嗜睡、眩晕等，长期使用还可出现耐受性和依赖性；吗啡过量使用还可产生中毒情况。

四、解痉止痛药

主要用于治疗胃肠和其他平滑肌的痉挛性疼痛，如胃肠、胆道、泌尿道的绞痛，代表性药物有阿托品、溴丙胺太林、颠茄片、山莨菪碱等。此类药物副作用有口干、皮肤干燥、视力模糊、心悸、心慌、眩晕、排尿困难等。此类药物一般为处方药物，需要执业医师才可使用。

五、抗焦虑类镇静止痛药

焦虑失眠患者，常出现头痛伴焦虑、紧张、不安。用镇静催眠抗焦虑药物可以使情绪稳定、肌肉放松，改善睡眠，所以也用于头痛的治疗。代表性药物有地西泮及阿普唑仑。这些药物副作用为嗜睡、乏力、头晕，长期使用会有一定依赖性。

止痛药物，可很好的缓解疼痛，是家庭生活中常备药物之一。但是有些疼痛吃止痛药反而会掩盖了真实病情，特别是内脏器官的疼痛。如果盲目过早地服用止痛片，虽然可以暂时缓解疼痛，但由于服用止痛药后掩盖了疼痛的部位和性质，不利于医师观察病情和判断患病部位，不利于医师正确诊断和及时治疗。如宫外孕发生大出血、阑尾炎继发坏死和穿孔，这种暂时的止痛会掩盖真实的病情，会使病症发展加重，造成严重后果。因此，一旦出现疾病引发的疼痛或不明原因的疼痛，患者应及时去医院就诊，查出疼痛原因。

第十七节　颈腰椎病的局部外用药

外用药是将药物制成一定的剂型，放置于体表或损伤部位，使药物通过皮肤渗透发挥作用而达到治疗目的的一种方法。治疗颈肩腰腿痛外用药物种类很多，功用也不尽相同，可分为消肿祛瘀、舒筋活血、温经通络、散寒祛湿等。临床外用药主要有贴敷药、涂擦药、熏洗敷药和热熨药四种药物。

一、敷贴药

是将药物制剂直接贴在病变局部，使药力经皮肤发挥作用。分为药膏、膏药和药散三种。

1. 药膏

又称敷药或软膏。将药粉碾成细末，然后选加饴糖、蜜、油或凡士林等基质混合制成软膏。软膏可涂于棉垫或纸上或直接涂于患处用于治疗颈肩腰腿痛。其功用也各有差异，主要是具有消肿化瘀、舒筋活血、温经通络等功能。此类药物使用方法简便，携带贮存方便，因而为广大患者所乐用，是临床最常用的外用药。常用的西药药膏有双氯芬酸钠乳膏。

2. 膏药

又称为薄贴，是中医外用药物中的一种特有剂型。膏药是将药物碾成细末配合香油、蜂蜡等基质炼制而成，然后摊在皮纸或布上备用。使用时将膏药烘热后贴于患处。常用的膏药有狗皮膏等。

3. 药散

又称为掺药，是将药物碾成细的粉末，收于储存罐内备用。使用时直接涂于膏药上，将膏药烘热后贴于患处。

二、擦剂

是指直接涂擦于患处的一种药物剂型，分为酊剂和油剂。酊剂是用药物与白酒、醋浸制而成的。也可单用白酒，或用乙醇溶液加工制成。油剂是用药物与香油或其他基质调配而成的，其功用大多同其他剂型一样，只是在应用上有所不同。擦剂一般要求患者在应用时先将药物涂于患处，再用手在患处搓擦或按摩，使局部皮肤发红发热，以利于药物渗透而发挥效用。临床上常用的药物有正骨水、万花油、松节油、活络酒等。

三、熏洗湿敷药

是指用药物煎汤或将药物置于布袋内，放在蒸锅中加热后，熏洗患处的一种方法。待水温稍减后用药水在患处浸洗。

四、热熨药

热熨是一种热疗的方法，即选用温经通脉、行气活血等止痛药物，加热后用布包裹，热熨患处，借助热力和药物作用局部。

第十八节　床垫与腰痛有关系

我们发现长期使用不合适的寝具会导致脊柱疾病的发生，人的一生有 1/3 的时间在床上度过，其床垫过硬或者过软，都会使躯干骨关节系统得不到充分的休息，进一步加重骨关节系统尤其是腰背部肌肉的劳损。

床垫的选择是一个十分个性化的问题，床垫的使用尽可能要契合脊柱的自然曲度。

床垫过于柔软，人体体重的压迫会使床垫中间低、四周高，整个人都是处于向下陷的状态下，在这种情况下我们的腰部得不到支撑，会影响脊柱正常的生理曲度，造成腰背部肌肉和韧带的收缩、紧张，甚至痉挛。长期如此的话，就容易出现腰酸背痛的感觉，这对腰部的健康很不利。

太硬的床垫，人躺卧在上面的时候，肩胛部、髋部的压力增加，影响局部血液循环，同时也容易出现腰部悬空，不但脊柱得不到支撑，而且长时间的肌肉紧张、收缩可能导致肌肉疲劳、酸痛，进而劳损。尤其是对于体形消瘦的腰痛患者来说，本身翻身困难，如果长时间不翻身的话，受压的部位很容易引起压疮，同时，正常人、婴幼儿则不宜睡太硬的床，特别是从刚出生到3岁的阶段，如果床太硬，不利于孩子骨骼发育。

对于腰痛的患者，医师往往会叮嘱其睡“硬板床”，究竟什么才是“硬”板床？

“硬”只是一个相对的概念，能对脊柱有一个好的支撑，使人在睡眠状态时腰椎保持正常生理曲度，避免腰椎过度弯曲，减少腰椎、椎间盘和椎间关节压力的床，我们要求“硬”，是指床垫的质地是硬的，即可称为“硬板床”。一张硬度合适的床，人在躺上去之后，不会有向下陷的感觉，而在平躺的时候，感觉自己的腰部和床之间是有手掌可以伸进去的，而不是完全没有缝隙。如果完全没有缝隙的话，很可能是这张床太软了。如果缝隙过大的话，则说明这张床有点过硬，不建议选择。

如果家里是硬板床，可以在上面垫 6 ~ 8 cm 厚的被褥，或者在木板床上放个棕垫，如果还觉得硬，可以再加垫 1 至 2 床被褥。我们推荐个简单方法来判断床的硬度是否合适：平躺在床上，把双手压在腰部下面，如果双手有被压紧且不容易抽出的感觉，就说明硬度合适了（图 1–8）。

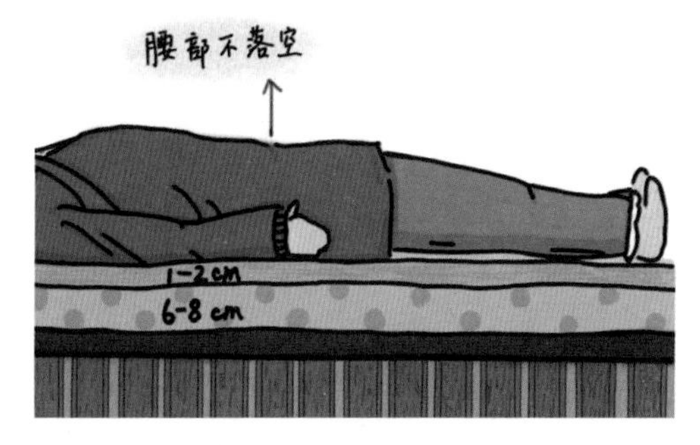

图 1–8　硬板床上垫被褥，使腰部不落空

第十九节　很多腰痛与不良生活习惯有关

如今因为腰痛前往医院就诊的患者越来越多，除了中老年患者还有不少年轻患者。这其中与现代人在工作生活中不良姿势和生活习惯有很大关系。日常生活中采取正确的坐、站、行、卧姿势有助改善脊柱健康，不良生活习惯则可能影响脊柱健康，甚至造成脊柱慢性损伤性疾病。

那么，工作生活中哪些常见的不良生活习惯（图 1–9）会导致腰痛呢？

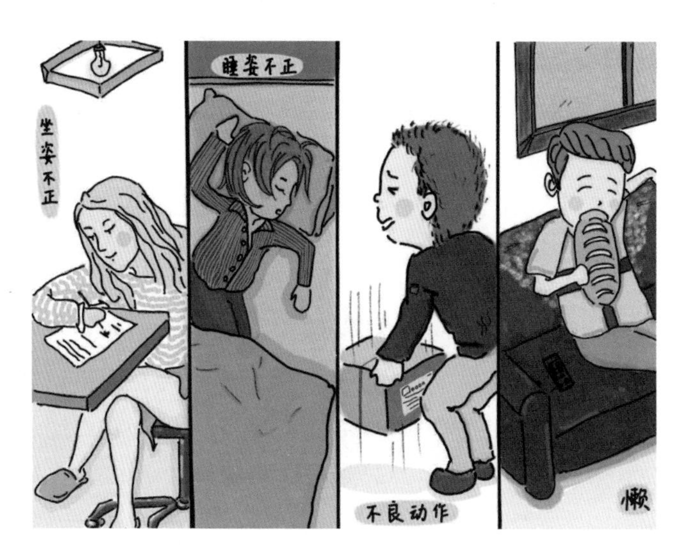

图 1–9　导致腰痛的不良生活习惯

一、久坐

我们总习惯于放松、懒散的姿势，长期无意识地屈背、弓腰、久坐、跷二郎腿。“久坐容易生病”，骨科医师在工作当中最常见到的就是久坐导致腰背疼痛的患者，比如，工作时在电脑前一坐就是两三个小时没动过，时间一长就感觉腰部酸痛，而且下肢酸软无力。这类人群所出现的问题就是

“久坐”这个不良生活习惯导致的。

建议：正确坐姿应该是身要正直，背微前屈，腰部有靠背，大腿上 2/3 应坐在椅内。当然姿势虽是正确了，但也不能一个姿势保持太长时间。久坐时，过一段时间就应起身活动一下腰身，倘若不便起身时，也可坐着做腰部的伸展活动，以免过劳。

二、不良睡姿

很多朋友常反应睡觉前身体感觉良好，睡觉过程中或者早晨起床时感觉腰酸背痛，这时候要考虑寝具适不适合您的身体，需要找个适合您脊柱休息的床铺了。而有些朋友喜欢趴着睡或者身体卷在一起睡，这种睡姿也容易导致脊柱损伤。

建议：人的睡眠姿势，虽各有异，也不外乎是平卧、侧卧、俯卧几种，成人基本是前两种。而平卧对脊柱最好，这种睡姿对脊柱产生的压力最小。床铺厚度宜软硬适中，东方人体质宜睡硬板床。当然，也应该经常转换睡姿，不要固定一个姿势睡到底。

三、不良动作

我们经常碰到一些患者，在家洗个碗、拖个地就腰痛了，随后到医院检查，诊断为腰椎间盘突出症，难道洗个碗、拖个地就腰椎间盘突出了？其实有的时候一个不良动作引起腰痛，主要是当时用力不当，身体还没适应过来。建议在当需要弯腰洗碗、发力拖地、挑或举重物时，千万不要一下子弯腰，可以下蹲身子再发力，这样可以有效避免急性腰部损伤。

四、不运动不锻炼

现代人生活节奏快，平时工作忙，时间很紧，身体锻炼的机会就少了，有些朋友几天不运动，突然腾出一点时间就放纵身体去运动。过度运动，这就是引起肌肉损伤的原因之一，而肌肉损伤也是导致腰痛的常见原因。我们建议每天抽出一刻钟做运动比一周抽出两小时运动好。

不少朋友忽视了脊柱疾病的早期预警，不来就诊或不认真治疗，或当时好了又回归原来错误的生活方式，导致腰痛加重或缠绵不愈，如果你也有上述一些不良习惯一定要马上改正，通过良好习惯减少腰椎病的发生。

第二十节　腰背肌功能锻炼

众所周知，腰背部疾病康复锻炼是非常重要的，腰背部肌肉是维持腰椎稳定性的重要结构之一，加强腰背部肌肉的锻炼，有助于维持及增强腰椎的稳定性，从而延缓腰椎劳损、退变的进程，可以有效地预防急慢性腰部损伤和腰痛的发生。

无论您的腰痛有多么严重，适当的活动，适当的锻炼，对于疾病的康复都是有帮助的，锻炼应当因人而异，一些运动并不是每一个患者都适合。要适当地、科学合理地进行康复锻炼，随着您症状的缓解，也不要马上就恢复到原来的工作状态，应当在逐渐地增加康复锻炼的量和恢复日常活动的量的基础上，慢慢地恢复到工作生活当中去。如果您有条件能寻找到专业的脊柱医师或者是康复治疗师，能够根据您的检查进行系统的、科学的、个性化的康复锻炼，那样的效果会更好，更安全！

1. 五点支撑法（臀桥）

配合呼吸，呼气向上抬腹、吸气向下，一般每次最多锻炼 40 个即可，5 分钟左右，一天 2 次（图 1–10）。

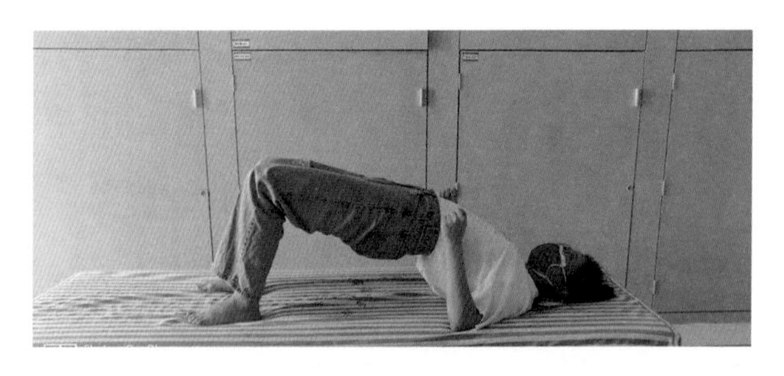

图 1–10　五点支撑法（臀桥）

2.改良小燕飞法

改良小燕飞，该动作一天完成 50 个（图 1–11）。

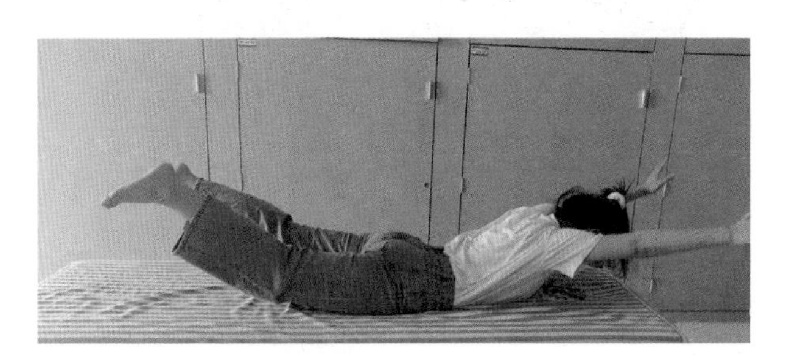

图 1–11　改良小燕飞法

3.蜥蜴式舒展脊柱

①双膝跪地，上身前屈与地面平行，双臂笔直撑在地面上，臀部尽量上翘。②上身渐渐下沉，直至前胸和下巴接触到地面，同时臀部落到脚后跟上，双臂向前伸直，平展在地面上。保持自然呼吸 5 次。③抬起上身，上身挺直，休息片刻。该动作每天 10 ~ 15 次（图 1–12）。

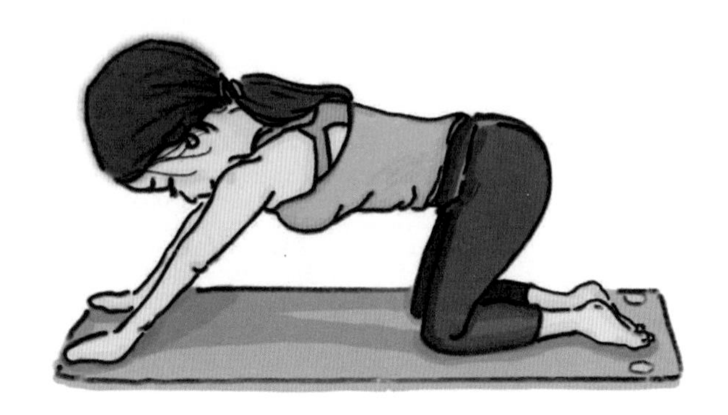

图 1-12　蜥蜴式舒展法

4.卧位抱膝式

该动作每次 10 ～ 15 次（图 1-13）。

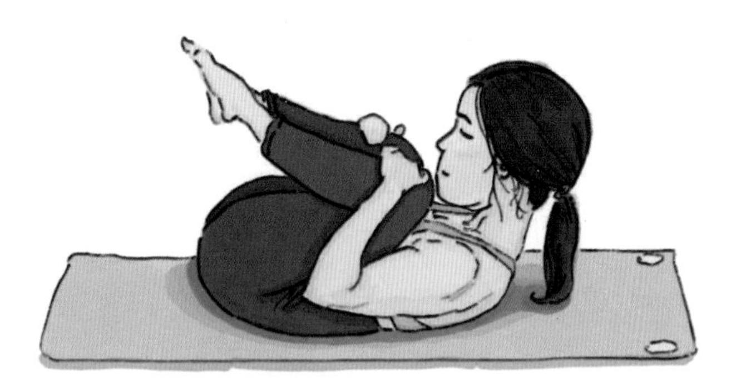

图 1-13　卧位抱膝法

5.平板支撑法

每次 1 分钟，每天 3 次（图 1-14）。

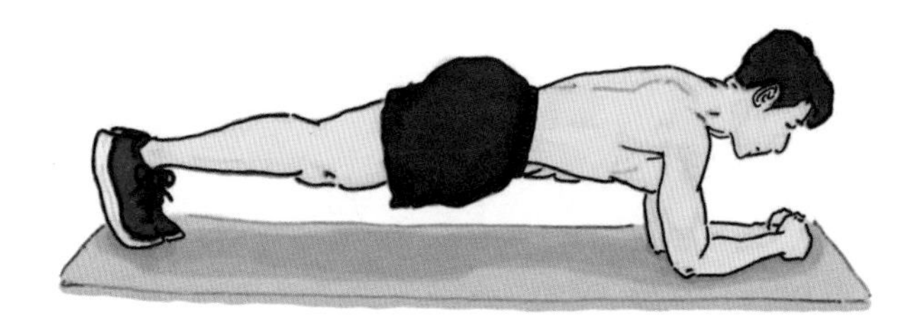

图 1-14　平板支撑法

第二十一节　怎么自我识别腰痛原因?

腰痛在医院的日常诊疗中占有相当比重。平时在生活中，人们如何判断腰痛的原因呢？与腰痛有关的因素（图 1-15）有哪些呢？

一、腰痛部位

腰痛局限于两侧软组织，多为骶棘肌或腰背筋膜病变。腰痛在棘突的浅表部，多为棘上韧带或棘间韧带病变。若腰痛部位集中在腰骶关节或骶髂关节附近，可疑腰骶关节劳损或骶髂关节炎。

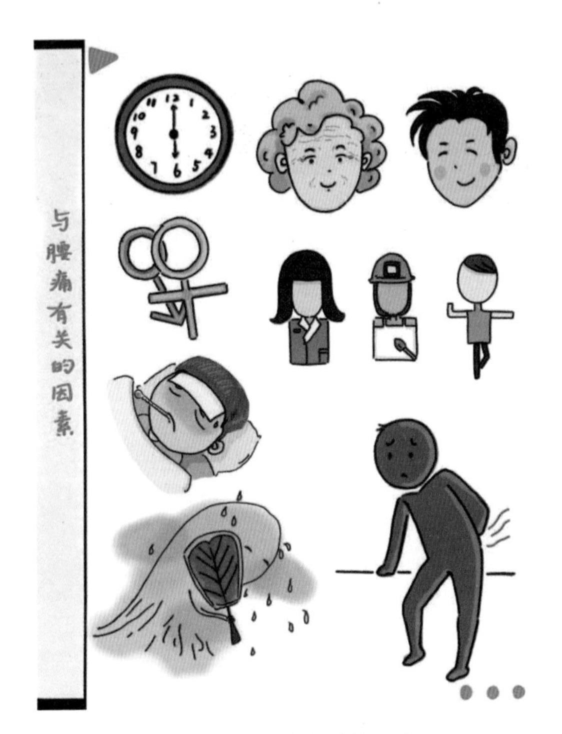

图 1-15　腰痛有关的因素

二、腰痛性质

腰肌劳损，多表现为慢性钝痛。棘上、棘间韧带损伤，多表现为尖锐刺痛或割裂样疼痛。腰椎间盘突出症疾患，除腰部疼痛外，还可出现下肢放射样疼痛，并有阵发性加剧（咳嗽、大便用力时引起下肢痛或一阵一阵地加重）。

三、腰部疼痛加重在一天中所出现的时间

清晨起床，即出现腰痛，当稍做些腰部活动后腰痛又可以明显缓解，多提示腰椎退行性病变。晨起时腰痛一般，但午饭后逐渐加重，多提示腰椎间盘突出症。白天腰无明显大痛，在入夜之后，令人烦恼的腰痛加剧（即夜间痛），多提示脊椎肿瘤或椎管内占位性病变、腰肌劳损等。

四、腰痛与年龄的关系

青年人慢性腰部疼痛，常见于椎体骺板骨软骨病（又称休门氏病或青年性驼背）或强直性脊柱炎。老年人慢性腰部疼痛，常见于退行性脊椎炎或老年性骨质疏松症。

五、腰痛与性别的关系

女性慢性下腰痛，伴有规律性周期性改变者，可能与妇科盆腔内疾病有关。若在产后出现慢性持续性下腰痛，可能是致密性髂骨炎。

六、腰痛与气象改变的关系

在气温较寒冷、湿度增加，或“黄梅”时节阴雨缠绵

之时，诱发腰痛加剧，多提示为风湿性腰痛、纤维织炎等疾病。这类患者常嘲笑自己简直就是一个“小气象台”。

七、腰痛与工作情况的关系

在办公室长期久坐工作的人们，易出现腰肌劳损。长期重体力劳动者，尤其是搬运工、翻砂工等，易患腰椎增生、肥大之类的退行性疾病。举重运动员或芭蕾舞男演员，易患腰椎椎弓根崩裂症。

八、腰痛与发热的关系

①高热后腰痛明显者，应考虑化脓性脊椎炎、椎间盘感染或腹膜后感染。②咽喉部炎症后伴有腰痛者，多系因溶血性链球菌感染后变态反应所致的风湿性疾患。③长期低热伴腰痛及活动障碍者，尤以青少年多见时，应注意是否有脊椎结核的可能。总之，对发热伴有腰痛者，应首先查明发热的原因。实验室血、尿、粪三大常规加血沉检查，以及胸部 X 线摄片等都是发热的常规检查项目。

九、腰痛与步行情况的关系

难以步行者，多属急性腰部疼痛或重症腰痛患者，应高度重视，不可疏忽。出现有间歇性跛行者即以休息为特征的步行障碍。如当行走500米左右，即出现行走障碍，需休息片刻或小坐一会又可行走；但是再走500米左右，又再次出现行走障碍，这就称为间歇性跛行，应考虑椎管狭窄症。步态不稳或蹒跚者，应考虑椎管内占位性病变或脑、脊髓病变。

第二十二节　哪些人容易得腰椎间盘突出症？

大家都知道，腰椎间盘突出症是现代社会很常见的疾病，影响人们的正常生活。我们在临床工作中发现，近些年来腰椎间盘突出症逐渐呈年轻化趋势，其发病多跟生活习惯、职业、年龄等有关，那么哪些人容易得腰椎间盘突出症呢？

1. 长期保持不良姿态的人

人的姿态对身体健康影响很大，长期保持不良习惯易加剧脊柱损伤。例如，久坐不动的人最易患有腰椎间盘突出症，这些人群多集中于长期保持坐姿的上班族和驾驶员，主要是因为长期不活动、腰部肌肉一直处于紧张状态，很容易导致腰肌劳损，诱发疾病。

2. 不运动致过胖过瘦的人

由于长期缺少锻炼，身体摄入过量致肥胖，积聚于腹部，加之本身脂肪组织过多，使腰部负荷增大，或肌肉组织过少的体瘦人群，缺少核心肌力维持，均可增加腰椎间盘突出症的发病概率。

3. 年老体衰的人

年龄是不容忽视的一个因素，年龄在50岁左右的人群占整个发病人数的75%。腰椎间盘的退行性改变是导致腰椎间盘突出的基本因素，椎间盘在成年之后逐渐缺乏血液循环，修复能力差，长期反复的外力造成轻微损害，加重了退变的程度。

4. 长期接触阴冷潮湿环境的人

长期工作或居住于潮湿及寒冷环境中的人，导致腰部受寒，出现腰背部肌肉痉挛的情况，一旦这种症状加重可能就会导致椎间盘病变，容易发生腰椎间盘突出症。

5. 运动过量的人

这类人群长期运动，出现运动损伤，久而久之容易导致腰部受到的压力过大，形成腰椎间盘突出的诱因。例如，举重运动员、搬运工、农民等容易患上此病。

这五类人都是腰椎间盘突出症的高发人群，希望大家根据自身的实际生活情况，养成良好的生活习惯，避免腰突影响。如果不幸出现了腰椎间盘突出症，就要进行有效的治疗，才能消除影响，恢复健康。

第二十三节　腰椎间盘突出症和腰椎管狭窄症的保守治疗

提起腰椎间盘突出症，相信大家并不陌生，然而另一种引发腰腿痛的疾病——腰椎管狭窄症却鲜为人知。

腰椎间盘突出严重者会继发椎管狭窄，腰椎管狭窄的患者往往主诉症状重、临床体征轻。二者的区别主要是临床症状的区别，腰椎间盘突出症会引起腰部疼痛及下肢的放射性疼痛，但是腰椎管狭窄症常常会引起下肢的麻木及间歇性跛行。

目前针对这两种疾病所采用非手术治疗的方法有很多相似之处。发病期都应该卧硬板床休息，缓解腰部软组织高张力状态。疼痛时均可口服药物治疗，以达到缓解疼痛、消除炎症、营养神经的目的。临床上主要选用非甾体抗炎类药、营养神经类药及中成药治疗。两者均可选择中医治疗，如针灸推拿、小针刀等，以调和气血，平衡阴阳，舒筋活络，达到放松肌肉，调整脊柱小关节，减压神经根压力的效果。症状较轻者，可选择物理治疗，利用声、电、热、磁等物理因子缓解疼痛，如中频电刺激、TDP、冲击波（图 1–16）等。

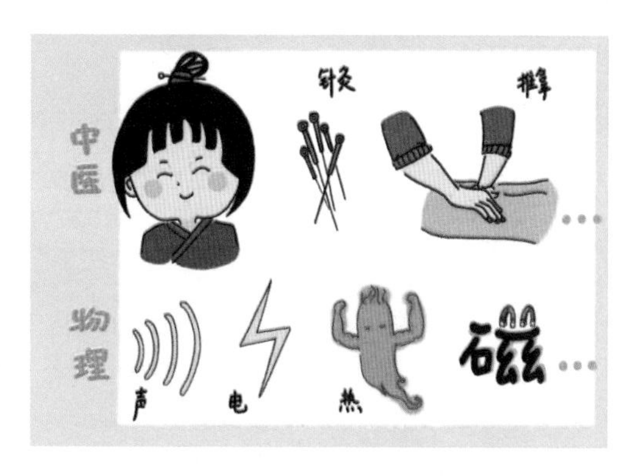

图 1–16　常见的非手术治疗方法

配合康复功能锻炼，以恢复脊柱两侧核心肌群的力量，稳定脊柱结构。较严重者，可以选择静脉给药或镇痛注射疗法，以达到消炎镇痛，加强局部血液循环，促进神经根及周围软组织水肿吸收的目的，如果存在神经水肿可使用甘露醇等脱水剂，或短期使用糖皮质激素类药物，可有效缓解炎症反应性疼痛。腰椎滑脱继发椎管狭窄的患者，支具保护可以加强脊柱的稳定性，效果较好。

不同之处在于，腰椎间盘突出症可以选择牵引治疗，甚至大手法的推拿正骨治疗，拉开腰椎小关节间和椎间间隙，以缓解受压神经，减轻腰椎压力，缓解临床症状。牵引治疗在腰椎管狭窄症的治疗使用上不如腰椎间盘突出症有意义。当然在非手术治疗方面，并不是每一个患者都需要做以上的全部治疗，急性期以休息、对症治疗为主，缓解期则需要加强功能锻炼。

腰椎间盘突出症绝大多数可以通过正规的非手术治疗后治愈，而轻度的腰椎管狭窄症患者经过非手术治疗后大多能缓解，症状可以稳定，预后良好。经过非手术治疗无效后效果不佳，严重的腰椎间盘突出症和腰椎管狭窄症患者通过手术治疗，大多数也都可以治愈。

第二章
关节养骨通筋中医有良策

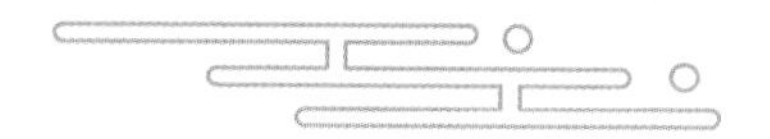

第一节　如何预防膝关节疼痛

近些年来，膝关节疼痛患者越来越多。导致膝关节疼痛的原因有很多，从外部因素来看，膝关节疼痛可能与膝关节损伤有关，也可能和膝关节部位的关节退变炎症、内分泌病变、免疫系统病变有关。膝关节疼痛原因可以分为以下几点：①脂肪垫劳损；②半月板损伤；③膝关节创伤性滑膜炎；④膝关节骨性关节炎；⑤膝关节韧带损伤；⑥不良走路习惯；⑦腰椎或髋部疾病引起膝关节疼痛。膝盖承受的压力远超过我们的想象，根据统计：躺下来的时候膝盖的负重几乎是0，站起来和走路膝盖的负重是体重的1～2倍，上下坡或上下阶梯膝盖的负重是体重的3～4倍，跑步时膝盖的负重是体重的4倍，打球和上篮膝盖的负重是体重的6倍，蹲和跪膝盖的负重是体重的8倍（图2-1）。所以说，保护好膝关节，就是对生活愉快的一种保障。

中医认为膝关节疼痛常见的证候分为以下四类。①风寒湿痹证：肢体关节酸楚疼痛、痛处固定、有如刀割或有明显重着感或患处表现为肿胀，关节活动欠灵活，畏风寒，得热则舒。舌质淡，苔白腻。②风湿热痹证：起病较急，病变关节红肿、灼热、疼痛，甚至痛不可触，得冷则舒；可伴有全身发热，或皮肤红斑、硬结。舌质红，苔黄。③气滞血瘀证：膝部痛剧烈，痛有定处，关节僵硬，屈伸活动艰难。舌质暗紫，或有瘀斑，舌苔薄白或薄黄。④肝肾亏虚证：膝关节隐隐作痛，腰膝酸软无力，酸困疼痛，遇劳更甚。舌质红、少苔。

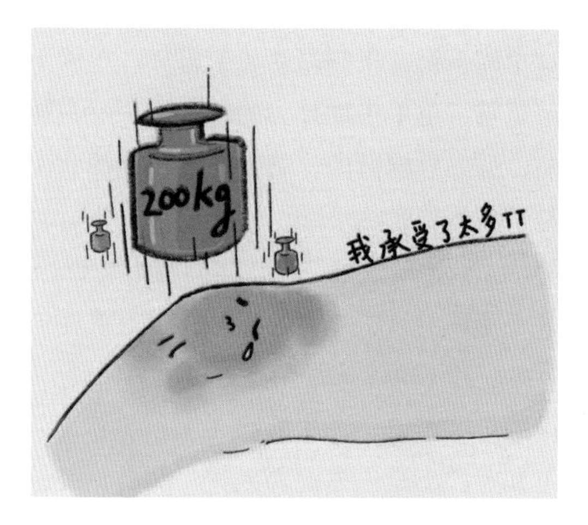

图 2-1　负重的膝关节

膝关节疾病为什么可以中医治疗？

中医认为，膝关节疾病的发生与气候、生活环境和体质都有着密切联系，患者气血不足，无法抵御外邪入侵，以致风寒湿邪深入筋骨血脉形成痹证。通过辨证之后，运用针灸、艾灸、推拿、拔罐、中药内调等方式，可以固本扶正，增强患者体质，从而驱邪外出。同时对于改善膝关节功能，预防复发也有着积极作用，因此，中医在治疗膝关节疾病上，有着自己的优势。

所以膝关节疼痛并不是一种简单的疾病，在膝关节疼痛必要时得及时去医院就诊，以免病情变得越发严重。那么，在生活中如何预防膝关节疼痛呢？

我们可以通过一个简单动作自测膝盖有没有问题，大家可以通过单腿下蹲，来判断膝关节好坏。单腿下蹲方法：在没有任何负重，也不借助外力的情况下，一只腿站立，膝盖稍微弯曲，另一只腿弯曲，脚尖略高于地面，保持这一体势，然后整个身体尽量往下蹲，过程中缓慢进行，尽可能保持身体平衡。几秒钟后，再站立，回到初始姿势。（注意：50岁以上的人不建议尝试，测之前做好防护，或在他人陪同下进行）如有疼痛或不能完成，则膝盖可能有问题。

从中医的角度来说，在生活起居中预防膝关节疼痛，应该注意以下几点：①避风寒湿邪入侵；②高强度锻炼时应该加强对膝部保护；③冬季寒冷时可以戴护膝保暖；④适当控制体重，因为肥胖也是一些骨关节病发生的重要原因，超标的体重不但会加重膝关节的负重，且根据中医“肥人多痰”的理论，体重较重的人痰湿体质较多，更容易出现“痰湿痹阻关节”而出现疼痛、肿胀。因此，中老年朋友应控制体重，防止肥胖，减轻患病关节所承受的压力；另外要避免长时间站立及长距离行走，因为他们会增加关节承受力及加速关节退变。最后应该及时和妥善治疗关节外伤、感染、代谢异常、骨质疏松、风湿、类风湿等原发病；⑤适量锻炼，如保健体操、太极拳、广播体操、散步等，以增强体质，使气血通达，增加抵抗力；⑥多进行日光照射，防止骨质疏松；⑦选择适合自己的鞋子。

在饮食预防方面，应该要合理饮食，主张选用优质蛋白质，如牛奶和豆制品、蛋类、瘦肉、鱼、虾、鸡、虾米皮、海带、紫菜、酥鱼、牡蛎、海藻、芝麻酱等食物，多食含维生素C丰富的食物，如新鲜的蔬菜和水果，能促进钙的吸收，在预防骨质疏松的同时，还可以促进膝关节产生更多的润滑液，以便维持正常运动。

常泡脚保健康，脚被称作人体的第二心脏，这是因为现代科研已经证明：人的双脚上存在着与各脏腑器官相对应的反射区，当用温水泡脚时，可以刺激这些反射区，促进人体血液循环，调理内分泌系统，增强人体器官功能，取得防病治病的保健效果。医学典籍有记载“人之有脚，犹似树之有根，树枯根先竭，人老脚先衰”。早在几千年前，中医就很重视对双足的锻炼和保养，并运用足部泡脚按摩（足疗）来防病治病，所以可以根据以下中药方进行泡脚：生姜30 g，泽兰30 g，红花30 g，牛膝30 g，三棱20 g，煎煮30分钟后，兑水至40℃左右，放在盆或桶里，浸泡双下肢，并用毛巾蘸药汤外敷于膝盖上，每日1～2次，每次20分钟左右（图2-2）。生姜可引起散寒作用；泽兰利水消肿减少关节内的摩擦；红花活血通经止痛，增加膝关节局部微循环；牛膝、三棱散瘀通络，以治酸软无力之症。但是泡脚时有几个注意事项：时间最好控制在 15 ～ 20 分钟，泡脚时间过长的话，容易导致双脚的局部血液循环长时间过快，从而造成心血管超负荷。而且秋冬季节，皮肤如果在热水中浸泡的时间过长的话，还容易导致皮肤变得干燥；水温不要太高，泡脚并不是水温越高越好，最佳的水温应该控制在 38 ～ 43℃，并且要求热而不烫，感受水温不要用手去测量，最好就是用脚去感受。有一定温度的水温能起到刺激穴位、治病、养生、强身的作用。

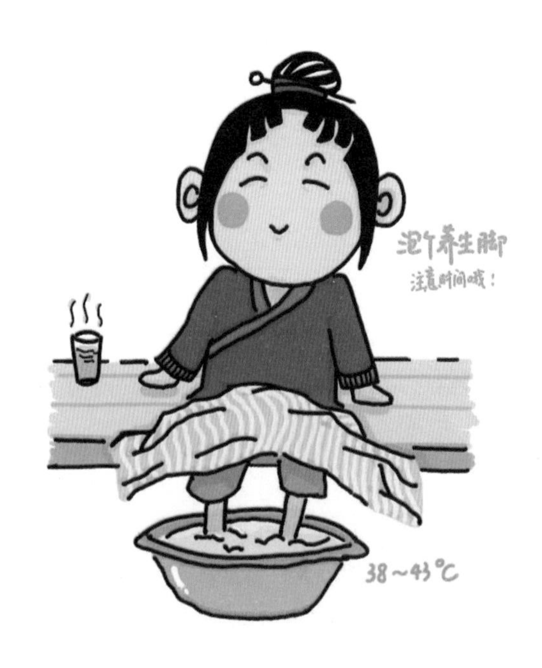

图 2-2　泡脚养生

我们可以多训练膝关节周围的肌肉，多做以下这几个动作：①伸伸不息。可以增强股四头肌肌肉力量，改善膝关节稳定性。方法是躺在床上，两腿放松，先抬左腿，把脚勾起来，腿伸直悬空，坚持 3 ~ 4 秒，放下。再换右腿抬起，把脚勾起来，腿伸直悬空，左右腿做完算 1 次，做 10 ~ 15 次。②勾脚。坐在椅子上，将腿悬空伸平，把脚尖尽量往上钩，然后再往下踩，持续三五秒钟。这个锻炼主要是让大腿前面的肌肉更有劲儿，这样运动的时候，膝关节受到的压迫和磨损就小一点。通过直抬腿锻炼，能够抵抗膝盖骨外侧韧带的力量，使膝盖骨处于正常的位置，减轻上下楼时的关节疼痛。

膝关节骨关节退行性病变，中医认为是由肾虚造成的。因此治疗膝关节疼痛、肿胀首先要补肾，而且有史以来中医中药通过补肾治愈膝关节疼痛，保障人类健康做出了杰出贡献。所以呢，膝盖酸痛多由肝肾亏虚所致。肝藏血主筋、肾藏精主骨，患者肝肾亏虚后，随年龄增长，肝血肾精不足，使筋骨失于濡养，当患者走路过多或活动过多，膝关节便会出现酸困、疼痛无力感，坐位难以起立，甚至夜晚无法入眠。针对此种情况，给予中医补肝肾、壮筋骨治疗可较好缓解患者膝盖酸困、疼痛。临床常用健步虎潜合剂，其中有鹿角胶、龟板胶、川断、杜仲、寄生和牛膝等。此外，部分患者还可因湿热下注于膝关节，进而导致膝关节较饱满、发胀，出现酸痛症状，通过服用四妙合剂等清热利湿方剂，可较好缓解酸疼症状。若无症状，大家也可以根据补肝肾来预防膝关节疼痛，无症状者主观意识应该为预防而不是治疗，所以一定记住不可过多服用，或根据医师意见再去服用中药预防膝关节疼痛。

根据以上方法，大家可以有效地去保护好自己的膝关节，也可以更好地去预防自己的膝关节疼痛，而且在获得知识的过程中，可以了解中国古老而有效的中医治疗技术与博大精深的中华文化。所以呢，在病痛来临之时，我们应该提前知晓的，不是如何去医院找医师看病，不是去备好止痛的药物，更不是忍着疼痛不说，而是学会如何去预防疾病的发生。只有这样，我们的身体才会变得更加有抵抗力，不仅是身体自身“防御力”提升，而且还是对知识的提升。

第二节　膝关节锻炼那些事儿

膝关节是人体在各种活动中负荷最大的关节之一，是承受人体重量的重要关节，日常生活中的行、走、坐、卧、跑、跳等活动都离不开它。因为它的运动负荷量大，所以受损伤的机会也很多。过量的活动，意外的扭转、撞跌，都会使膝关节造成劳损、扭伤、挫伤。长时间在寒冷潮湿的地方劳动，很容易形成关节炎。这些情况都可以造成膝关节活动困难，难以屈伸。正确的运动可使其经络疏通，气血流畅，从而达到健身强膝，防病治病的目的。

（1）揉膝取坐位，小腿屈伸均可，将两手搓热，分别放在两膝关节处，揉膝30次，以膝部感觉微热为佳。然后，用拇指或食指按揉阳陵泉穴（位于小腿腓骨小头前下方一寸处）各10 ~ 15次。

（2）抱膝贴胸直立，全身放松。抬右腿，屈膝，双手抱膝，用力使膝关节贴近胸部，稍停，松开双手，右腿还原成直立状。再抬左腿，动作与右腿相同。交替进行10 ~ 15次。抱膝时将膝部最大限度地贴近胸部。

（3）屈膝旋转两腿并拢，屈膝半蹲，两手扶膝，轻轻转动膝部，可先从左至右，再从右至左，交替进行10 ~ 15次。另外，动作宜轻而缓慢，不可过快、过猛。

（4）屈膝下蹲两腿开立，与肩同宽，双手扶膝，缓缓下蹲。下蹲时，臀部要尽量贴紧小腿，稍停片刻，再缓慢起立，做5 ~ 10次。

注意：在外伤及风湿活动急性期，膝关节肿胀充血时，不宜强行活动。有些膝关节病，如半月板损伤、髌骨软化等症，则应遵医嘱治疗。

第三节　骨科常见疼痛的缓解办法

疼痛是骨科临床中常见的症状，它是一种非常复杂的生理过程和心理反应，直接影响着疾病的康复，并可出现一系列并发症，随着对疼痛病理、生理认识的提高，疼痛治疗正在越来越受到人们的重视，疼痛已作为“第五生命体征”来评估。及时有效的止痛不仅能减轻疼痛对机体的刺激和患者的痛苦，还能减少和控制术后并发症的发生。

1. 耳穴压豆

可治疗各种疼痛性疾病、各种炎性疾病及功能性疾病等，可以预防保健、通经活络。

2. 中医定向透药治疗

活血化瘀、软坚散结、抗炎镇痛。

3. 常见镇痛穴位（直刺 0.5 ~ 0.8 寸）

（1）太溪穴：在足内测，内踝后方，当内踝尖与跟腱之间的凹陷处。主治：腰痛、牙痛、咽喉肿痛。

（2）昆仑穴：外踝尖与跟腱之间的凹陷处。主治：后头痛、项痛、腰骶疼痛、足踝肿痛。

4. 中药封包治疗

（1）金黄跌打散：活血化瘀、消肿止痛，用于跌打损伤所致肿痛。

（2）金黄如意散：清热解毒、消肿止痛，用于热毒瘀滞肌肤所致疮疖肿痛。

5. 药物镇痛

双氯芬酸钠栓塞肛，双氯缓释片口服，索米痛片口服，曲马多肌注等。

6. 镇痛泵

术后镇痛泵的使用，以减轻术后疼痛。

7. 冷疗

降低疼痛敏感性，减少出血，缓解肌肉痉挛。

8. 热疗

温热能使肌肉、肌腱和韧带等组织松弛，减轻因肌肉痉挛、强直而引起的疼痛。

9. 心理护理

疼痛能增加不良的情绪和应激，使人焦虑、不安、痛苦、失眠、局部组织功能活动受限。良好的心理护理能减轻和避免患者的疼痛感。在护理中要及时与患者开展心理交流，讲解有关疼痛的知识，耐心倾听患者主诉，认可其疼痛感受，多陪伴患者，稳定其情绪，尽量满足患者需求，建立良好护患关系，消除引起疼痛的心理因素，使患者心理生理处于最佳状态。

10. 促进舒适

促进舒适是减轻和解除疼痛的重要措施。如帮助患者取合适的体位、提供舒适整洁的床单位、保持良好的采光和通风、调节适宜的室内温度和湿度。在疼痛期间进行各种护理检查和操作时，要耐心向患者做好解释工作，取得患者的配合，动作要准确轻柔，避免粗暴，减轻对患者的刺激。

在过去，医务人员对患者诉说的疼痛程度往往不重视，认为骨折或手术后造成的疼痛是必然的，忍一忍就可以了，甚至有时认为其小题大做，有时担心患者用麻醉止痛药会成瘾产生依赖性，而尽可能拖延或不给止痛药，在镇痛处理中产生消极的态度，认为只有在疼痛难以忍耐时，才可以实施镇痛，并且只能使用1次。这种对疼痛的陈旧观念阻碍了有效的疼痛控制。有些患者害怕麻醉止痛药物的副作用及上瘾而拒绝使用，应向患者讲解麻醉止痛药的作用，告之止痛药上瘾率极低，止痛后能有利于机体早日活动，减少骨折并发症，解除其不必要的顾虑。

第四节　爱护膝关节，你会了吗?

人到了老年以后，对膝关节部位的呵护是非常关键的，只有正确合理的方法来呵护膝关节才不容易有更多的问题发生。

保护膝关节，不等于多休息，少活动。久坐和过高强度的跑步都可能会引起关节问题，休闲跑步的人群中患病率最低。所以对于选用普通休闲跑步的老百姓来说，跑步运动是有利于关节健康的。

劳逸结合，避免关节的过度使用。长时间的站立、步行、上下楼梯、登山等活动都会过度使用膝关节。尤其是在下山中，关节承受的压力是正常站立时的数倍。

注意减肥，避免长期超重。肥胖的人，势必增加关节负重，加重关节损害，所以要保持合适体重。

注意保暖，避免寒凉之邪侵袭关节。寒凉时节如果不注意对关节的保护和养护，风寒湿的邪气乘虚而入，易引起骨关节炎。

平时注意补钙，食用富含钙质的食物，如牛奶、绿色蔬菜等。适当晒晒太阳，防止骨质疏松。

第五节　骨性关节炎中医知识，你知道多少？

近年来，膝关节疼痛的患者越来越多了。一去医院检查，医师说是患了骨性关节炎。什么是骨性关节炎呢？它是膝关节的一种常见的慢性进展的膝关节病变，主要是膝关节软骨的变性、破坏和软骨剥脱。常见的膝关节症状是膝关节疼痛和膝关节的活动受限，它严重地影响着人们的健康和正常生活。而且老年人多见，女性多于男性。我们中医把膝关节炎叫“膝痹”，又是老百姓口中说的“骨刺”。

对于膝痹我们中医有什么好的治疗方法呢？

首先我们要知道临床将膝痹分为风寒湿痹、风湿热痹、气滞血瘀、肝肾亏虚 4 型。不同证型则选用不同的饮食。

1. 风寒湿痹证

宜食祛风除湿、温经通络的食品，如姜、蒜、辣面条等。趁热食用，以汗出为度。忌生冷、性凉及肥腻食品，如柿子、螃蟹、蚌肉、海带等。

2. 风湿热痹证

宜食清热利湿的食品，如薏苡仁、冬瓜等。忌生冷、辛辣、滋腻、温燥、伤阴的食品，如洋葱、荔枝、狗肉、羊肉等。食疗方：苡仁冬瓜汤。

3. 气滞血瘀证

饮食宜进行气活血化瘀之品，如黑木耳、金针菇、桃仁等。

4. 肝肾亏虚证

①肝肾阴虚者宜进食滋阴填精、滋养肝肾之品：如枸杞子等。药膳方：虫草全鸭汤，忌辛辣香燥之品。②肝肾阳虚者宜进食温壮肾阳，补精髓之品：黑豆、核桃、杏仁、腰果等。食疗方：干姜煲羊肉。忌生冷瓜果及寒凉食物。总体我们要食清淡易消化的，忌食生冷的瓜果、发物和油炸食物。

其次我们采取中药理疗来缓解疼痛，主要有中药局部熏洗、中药封包治疗、中药离子导入、艾箱灸等，通过药物来达到活血通络、祛风除湿的作用，缓解肌肉和关节韧带的紧张，加速局部血液循环，促进关节积液吸收，缓解疼痛和肿胀，从而达到改善关节功能的作用。

生活起居我们要注意膝关节的防寒保暖，不能让膝关节受凉，夏天吹空调，要穿长裤长袖，不能让风扇对着我们的膝关节吹，不能贪冷饮。冬天不能因为爱美就忽视膝关节的保暖，不要穿裙子，适当可以带护膝。要防止寒邪湿邪的入侵，因而损伤膝关节。我们要注意运动的方式和时间，避免长时间的行走，减少一些对膝关节损伤较大的运动，如跳绳、打排球等跳跃性大的运动。同时我们也可以做一些舒缓的运动，如游泳、骑自行车、做瑜伽（图 2-3）。我们要有健康的生活方式，多晒晒太阳，促进钙的吸收，防止骨质疏松。保持适当的体重，拥有愉快的心情。

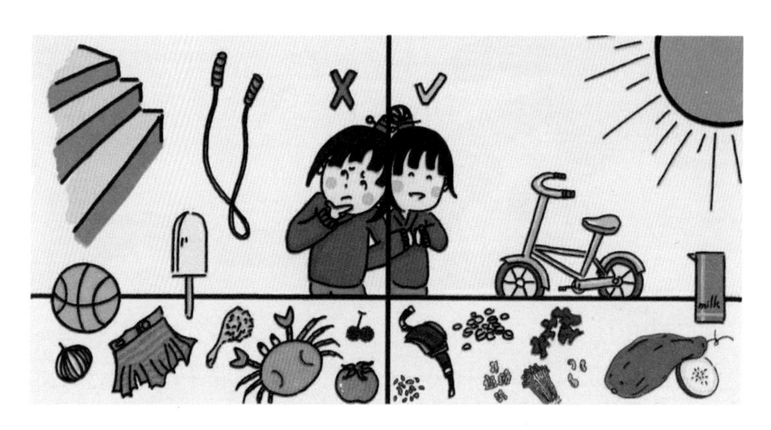

图 2-3　膝关节病可以做的运动与禁止做的运动

得了膝关节骨关节病应该怎么办？

首先我们要正确对待，不能觉得这是小事情，不能自己去要药店随便买点药，也不能相信偏方和保健品的作用，要正确认识，保健品只能达到辅助的作用，不能够代替正规的治疗。要去正规的大医院就诊，听从医师的专业性建议，不要道听途说。采取科学的治疗方法，同时注重调养。

最后告知大家一个膝关节的保护操。①仰卧伸缩膝盖，平躺在床上双腿弯曲，然后将一只脚慢慢地滑下去直到伸直，然后在慢慢地抬起来，再换另一条腿，每天练习 5 分钟。②肌肉练习运动，股四头肌练习：绷紧大腿肌肉，尽量伸直膝关节，保持 5 ~ 10 秒。直腿抬高：在床上绷紧伸直膝关节，并稍稍抬起，使下肢离开床面，保持 5 ~ 10 秒。③揉膝盖，坐在床上，弯曲一条腿，然后用手掌根顺着膝盖向下按摩，每天做完上两个动作以后就按摩一下，可以促进小腿的血液循环，对膝盖有很好的帮助。

第六节　肩痛小知识

骨科门诊常见到一类患者（女性患者居多），因为肩膀着凉、扭伤等原因，未重视而后引起肩周炎，即肩周疼痛，且上举、后伸等活动受限。围绕这个事例，让我们来认识下肩周炎。

肩周炎，是以肩关节疼痛和活动受限为主要表现的肩关节周围的慢性特异性炎症，又称冻结肩、五十肩。

肩周炎好发生在 50 岁左右中年人，女性患者居多（男女比例约为 1 ： 3）。

引起肩周炎的原因有多样，不止有肩关节自身原因，如肩周组织退行性改变、肩关节外伤和肩关节活动减少；还有肩外原因，如颈椎病，心、肺、胆道疾病发生的肩部牵涉痛，以及其他因素，如年龄、性别（中年女性患者居多，研究认为与体内激素水平变化有关）、风寒湿侵袭。

一、疾病分期

根据其不同的病理情况，将其分为以下几期。①急性疼痛期：肩痛逐渐加重，肩关节有一定范围活动度；②粘连僵硬期：肩痛逐渐减轻，但肩关节活动严重受限，可出现“耸肩”“肩胛联动症”现象及肩部肌肉挛缩；③缓解恢复期：肩痛基本消失，肩关节逐渐恢复正常功能。

肩周炎本身具有自愈倾向，病程一般数个月，也可能长达2年。部分患者可能会遗留关节疼痛和功能障碍。因此，有效合理的治疗+功能锻炼能促进肩关节症状改善及功能的恢复。

本病以手法治疗为主，配合药物及功能锻炼。急性疼痛期不宜采用重手法治疗，可采用罗氏正骨中复贴、捋顺等较轻的理筋手法促进炎性物质吸收。慢性期可采用拿捏、拨推、牵抖、转摇等舒筋活络、松解粘连手法来松解关节周围挛缩的筋肉，以改善瘀滞，矫正异位肌筋，使骨正筋柔，气血通畅。

现阶段，面对快节奏的工作生活，久坐、久站或长时间维持某种姿势逐渐成为一种“常态”。而肩周炎急性期重休息，治疗以消炎止痛为主；后期积极进行锻炼。那如何防护肩关节便是其中的重要环节。

二、具体防护

（1）肩部防寒保暖，避免受风。

（2）怡情易性，保持积极乐观的态度。

（3）纠正不良姿势，挺胸抬头直背、维持正确的弧度，避免同一个姿势太久，建议 1 ~ 2 小时调整姿势。

（4）健康的生活方式，规律作息，坚持适度体育锻炼。

（5）肩部功能锻炼：①耸肩松肩——双手自然放置在身体两侧，双肩做向上、向下活动；双手手心向下，双肩由后往前旋转，再由前往后，各 30 次。②内收探肩——健手托住屈曲的患肘，内收朝向健侧肩部，逐渐上托触摸健侧肩胛骨。以本人耐受为度，逐渐增加动作范围。③背后拉伸——自然站立，患肢内旋后伸，健侧手拉患侧手或者手腕部，朝向健侧拉伸 3 ~ 5 次，每下保持 10 秒，每天 2 组，每组 3 次。④梳头——自然站立或者坐位，患侧上肢屈肘上举，做梳头动作。动作不宜快，每天 2 组，每组 5 ~ 10 次。⑤面壁爬墙——面壁，用双手或单手沿墙壁缓慢向上爬动，使上肢尽量高举，保留 5 ~ 10 秒，然后再缓缓向下回到原处，反复数次。动作循序渐进，以耐受为度。⑥借助小区或者家里各种器械等物品辅助锻炼：拉轮法、搓澡法等。动作不宜快、猛，逐步增加动作范围。

温馨提示：如果患有肩痛或者有肩周炎，请尽早就医，缩短病程，预防肌力下降、肌肉萎缩、活动度减少等结局的发生。

第七节　喝财鱼汤真的有利于骨科术后患者的恢复吗?

在乡下流传着这样的一种做法，家里哪个做了手术就赶快准备一条财鱼，做财鱼汤给患者吃，说喝了财鱼汤会好得快些。那么在医学上是否认同这一观点呢?

财鱼又称乌鳢，原名鳢鱼，俗名黑鱼，财鱼汤是生活中非常受欢迎的一种美味佳肴，因为不仅鲜味十足，而且营养价值很高，富含人体所需的各种营养物质，其丰富的蛋白质、脂肪、钙元素、铁元素、钾元素和多种有机酸等成分能为身体提供丰富的营养，补益身体，增强人体免疫力和抗病能力都有很好的功效。对于骨科手术患者补益功能确实作用不容小觑。

财鱼性味甘寒，入胃经，具有补益脾胃、祛瘀生新、补血生肌的作用，对于术后伤口愈合及补血效果不错。术后愈合需要大量蛋白质，而财鱼正是鱼类中含蛋白质较高品种。财鱼的作用这么大，我们的骨科手术患者，做了手术我们就给他吃财鱼汤吗?财鱼汤虽好，但是有几点我们需要注意哦!

因财鱼汤性寒，而脾胃虚寒的人食用财鱼汤很容易损伤肠胃，从而导致消化不良，所以对于有脾胃虚寒的患者做了骨科手术后我们不宜给患者喝财鱼汤哦!

对财鱼过敏的人刚吃财鱼汤后不会有什么不适，往往在5 ~ 6小时后出现腹泻、呕吐、皮疹等不良反应，还会伴随腰酸背痛，所以对于有鱼类过敏的骨科手术患者我们也不宜给患者喝财鱼汤哦!

平时都说糖尿病患者不能喝汤，那如果是有糖尿病的患者做了骨科手术后，我们也应该告诉他不宜喝财鱼汤哦！

第八节　中医如何治疗痛风性关节炎？

痛风的外在表现十分典型，起病急，而且多发生在晚上，患者常因突然疼痛而惊醒。发作时关节处红肿热痛，痛不可触，疼痛在 2 ~ 3 天内达到高峰，呈“刀割样”“咬噬样”“烧灼样”剧烈，患者难以忍受。大多数患者首发关节为足跖趾关节，其次可见个别累及踝、膝、指、腕、肘关节等。

从现代医学角度，这可能是遗传基因方面的缺陷导致了体内嘌呤代谢过程紊乱，使得尿酸生成增加排泄减少，由此导致痛风的发病。中医则认为与先天禀赋不足，脾肾功能失调，脾胃运化失调，湿热痰浊内生，注于关节，痹阻经脉有关。其次，是有不良生活习惯的，如暴饮暴食，尤其是长期大量饮酒、摄入过多富含高嘌呤的鱼虾肉，以及过度肥胖的人，都容易引发高尿酸血症及痛风的发生。中医认为这是由于后天失于调摄，致使脾胃受损，运化失职，湿热内生，流于关节所致，正如中医所说“膏粱厚味，足生大疔”。

中医认为痛风发生的机制主要在于脾肾亏虚，运化失职，湿热内生，注于关节，痹阻经脉，发为痛风。由于中医讲究整体观念、辨证论治的方法，对于痛风症状缓解，降低尿酸和巩固疗效有明显优势。患者可以平时食用一些中医食疗方：防风薏米粥、桃仁粥等，对痛风的预防和治疗起到一定的作用，或者服用一些降尿酸、抑制尿酸生成和对肾脏损伤小的具有双重保护功能的中成药，如四妙散加金匮肾气丸。此外还有一些中医的小偏方，取车前子30 g，加入500 mL水，浸泡30分钟后煮沸，每日1剂，适用于各型痛风患者。

以上介绍了这么多中医治疗方法，加上大家熟知的现代医学的一些降尿酸的治疗方法如服用降尿酸药物秋水仙碱、苯溴马隆等，患者肯定会问痛风能治好吗？就目前医疗水平来说，答案是否定的。所有的治疗方法都是在控制痛风的发作，而不能彻底治愈。它是一种慢性疾病，需要耐心长期服药治疗，才能取得良好的治疗效果，不可服用药物一段时间之后，因为痛风不再发作就选择停止服药，那么尿酸会在不久之后再度升高，痛风也会再次发作。因此为了避免痛风的再次发作，即使在缓解期没有出现疼痛时，也要注意坚持服药。同时，还应及时观察病情，一旦发作且病情严重需立即送医院治疗。

第九节　吃了强筋壮骨的药物会不会使骨刺增大？

在人的关节骨头的两端，覆盖着一层光滑而富有弹性的软骨。软骨是由软骨细胞构成，软骨细胞中含有大量水分，就像一块硬海绵，施加压力时变薄，压力移除后，可恢复原有的厚度，软骨的这种弹性变形能减少运动的冲击和震荡，对关节抵抗磨损是非常重要的。对于成年人来说，关节软骨缺乏神经和血管，因此，软骨受损后修复和再生就不是很完全。长时间这样下去，关节软骨变薄，关节间隙变窄，维持关节的韧带就会变松，关节就变得不稳定了。这时若再不注意减轻关节的负荷，继续过度使用关节或进行不科学的运动，软骨继续反复受损，也使韧带反复牵拉，附着在骨端的韧带出现血肿和渗出物，经过一定时间之后，血及渗出物被吸收机化，即钙化或骨化从而形成骨刺。骨刺本来是人体代偿的一种体现，而骨刺产生的本质就是由于骨质疏松导致的密质骨增生。研究发现，补益肝肾、强筋壮骨的中药主要作用部位就是松质骨，通过一段时间的治疗，松质骨疏松的情况改善了，又可以承担起应有的重力了，一块骨头的力学分布恢复到正常了、骨刺自然不会继续长了。因此，吃了强筋壮骨的药不仅不会使骨刺越长越大，反而会使它延缓或停止生长。

第十节　中药熏洗对骨关节炎有益吗?

中药熏洗疗法是选用具有消炎止痛、温热散寒和舒筋活络作用的中药方剂，通过熏洗作用于患处而发挥治疗作用的一种古老而有效的疗法。它有简便易行，成本低，患者痛苦少的优点。现代药理研究表明，中药熏洗疗法具有扩血管、改善循环、促进代谢、消炎止痛和调节神经系统功能的作用，这些功效对骨关节炎都有良好的治疗和缓解作用。同时，应选择水温在 30 ~ 50℃，可以使血管扩张充血，皮肤毛孔开放，一是可以使药物有效成分通过皮肤进入人体，直达病所，起到治疗作用；二是皮肤微微汗出，使风寒湿邪随汗而出，还可以缓解疼痛和肌肉紧张，有助于关节功能恢复。下面给大家推荐一个中药洗方：鸡血藤 30 g，制南星 15 g，红花 30 g，伸筋草 30 g，五加皮 30 g，三棱 20 g，莪术 20 g，牛膝 30 g，木瓜 25 g，路路通 30 g，桑枝 30 g，桂枝 30 g 等。用布将上药包好，用冷水先浸泡 20 ~ 30 分钟，然后再加热煮沸，30 分钟后倒入脸盆先熏后洗患处。每天 2 次每次 30 分钟，每剂熏洗 3 天，10 天为 1 个疗程（图 2–4）。

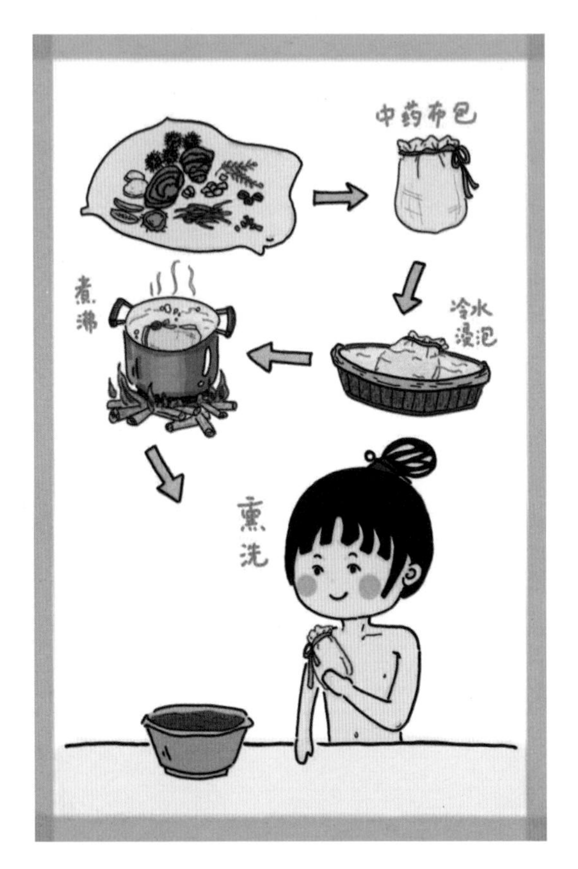

图 2-4 中药熏洗疗法的步骤

第十一节　膝关节打软腿是怎么回事?

“打软腿”又称“腿打软”，是指在正常行走或在上下楼梯时，突然感觉膝关节使不上劲，小腿发软，想跪下去的感觉，甚至有时会发生剧烈疼痛而摔倒。

常见原因包括：①半月板损伤是最常见的一种损伤，在下肢过度负重时或膝关节突然过度内旋或外旋时，就可能引起半月板撕裂，常见于一些运动员。半月板损伤除了会有明显的走路打软腿外，还常伴有关节痛、活动受限及活动时关节内弹响声等。②膝关节韧带损伤，因为在膝关节微屈时稳定性相对较差，此时如果突然受到外力撞击，有可能会引起内外侧副韧带和交叉韧带损伤，造成膝关节不稳定。膝关节韧带损伤的打软腿的次数比较多，常有错动的感觉。③髌骨软化症。多发生在年轻人的软骨病变，由于髌骨软骨面变得不平，有时伴有先天性的髌骨脱位，会造成软骨过早退化、缺损，从而使膝关节出现打软症状。④膝关节退行性改变。膝关节骨性关节炎多见于中老年人，在X线片上可以看到关节面发白且毛糙，病理上骨头表面的滑膜由于长期磨损而发生炎症，它释放的炎症因子在关节间隙内，当这些炎性因子刺激膝盖周围肌肉时会突发痉挛，导致关节发软。但一般来说，这种情况在临床较少见。

第十二节　膝关节盘状半月板的诊治方法

膝关节盘状半月板，顾名思义是半月板的组织结构呈盘状，正常的半月板结构内侧是一个 C 字形，外侧是个 O 形，中间部位是空的（图 2-5）。而盘状半月板是成圆盘样结构，中间部分也是满的半月板。

一般来说，盘状半月板好发于外侧半月板，半月板的厚度较正常的外侧半月板要厚，而且半月板的体部布满整个胫骨平台和股骨髁的软骨面之间。

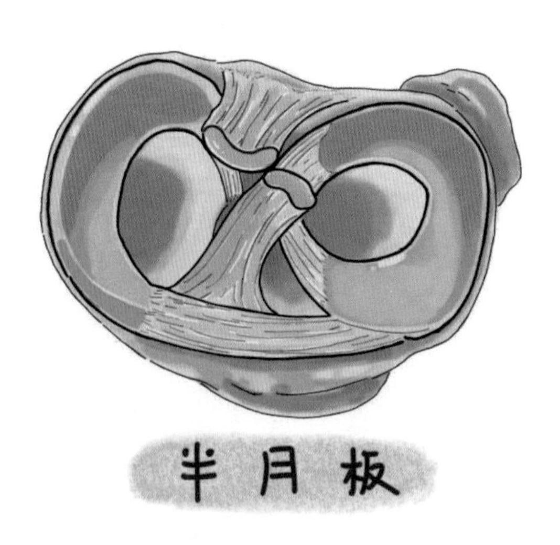

图 2-5　半月板示意图

这种盘状半月板由于组织较厚，在膝关节受力的过程当中，股骨髁软骨和胫骨平台软骨之间在屈伸活动的过程中，由于对盘状半月板产生挤压，从而导致半月板的撕裂。所以盘状半月板在临床上发生撕裂的患者很多。

对盘状半月板的治疗，主要是依据盘状半月板目前撕裂的程度，还有患者的症状来综合考虑，如果目前症状不重，磁共振显示半月板没有明显撕裂，只有轻度的损伤，这种情况下可以通过口服营养软骨类的药物、关节腔注射玻璃酸钠等进行保守治疗，还可以给予一些物理的治疗。另外就是要避免剧烈的运动，尤其是打篮球、踢足球等过于剧烈的体育锻炼，因为这些过量的运动可能会对半月板造成损伤，引起半月板的撕裂。

如果半月板已经有了明显的损伤，甚至是撕裂症状比较重，可能就需要在关节镜下进行盘状半月板成形的手术来治疗，就是把撕裂的半月板切除，然后把盘状半月板通过处理使它符合生理半月板形状的处理。

如果整个盘状半月板已经有明显的撕裂，无法保留，可以进行半月板的切除，有条件也可以做半月板移植，因为半月板对膝关节有保护的作用。如果年龄不大，膝关节目前还是比较好，过早把半月板切除可能会引起膝关节退变加速，甚至造成骨性关节炎的发生。

第十三节　怎样爱护膝关节

膝关节疼痛是临床上常见的症状之一，常伴发膝关节肿胀，伸屈功能受限等。引起膝关节疼痛的原因有很多，包括疾病因素、药物因素、天气环境因素、过度肥胖及不良生活习惯等。常见原因可分为外伤性、感染性、变态反应和自身免疫性、退行性膝关节病、代谢性骨病、骨关节肿瘤等。医师通过让患者做 X 线、CT 和磁共振成像、C- 反应蛋白和血沉、血尿酸、类风湿因子等检查，结合既往病史和患者症状可以初步明确诊断。针对不同病因引起的膝关节疼痛，采取不同的方法治疗。过度劳累引起的膝关节疼痛无须特殊治疗，休息可自行缓解；外伤性膝关节疼痛主要给予制动，而后进行适当功能锻炼；痛风性膝关节炎，主要以药物治疗为主。关节疼痛会有很多的证型及症状，需分型论治。瘀血刺痛，疼痛固定，活动加重的口服桃红四物汤加减；关节胀、闷、酸痛，沉重乏力的口服二陈汤、二妙丸加减；关节隐痛，腰膝酸软，周围肌肉萎缩的口服补肾壮筋汤、六味地黄丸加减；可使用海桐皮汤熏蒸外洗治疗，配合针灸、温针灸、手法按摩，也可以对症使用小针刀治疗，效果都非常明显。日常中注意休息、保暖，合理饮食，控制体重，保持良好的心态，适当锻炼关节，适当户外运动。饮食需营养均衡，多食新鲜水果，蔬菜等富含维生素的食物，适当补钙。患有痛风性膝关节炎的患者，避免食用富嘌呤的食物，如鱼虾、动物内脏等，多饮水，预防血尿酸水平升高及尿酸盐沉积，爱护好我们的膝关节。

第十四节　您肩痛了吗?

肩关节及其周围的肌肉筋骨疼痛叫作肩痛。肩后部疼痛往往连及胛背，称肩背痛；肩痛而影响上臂甚至肘手部位的，称肩膀痛（图 2–6）。因其均以肩痛为主要临床表现，其他部位的疼痛是由于肩痛而引起的，故统称为肩痛。应查找病因对症治疗。

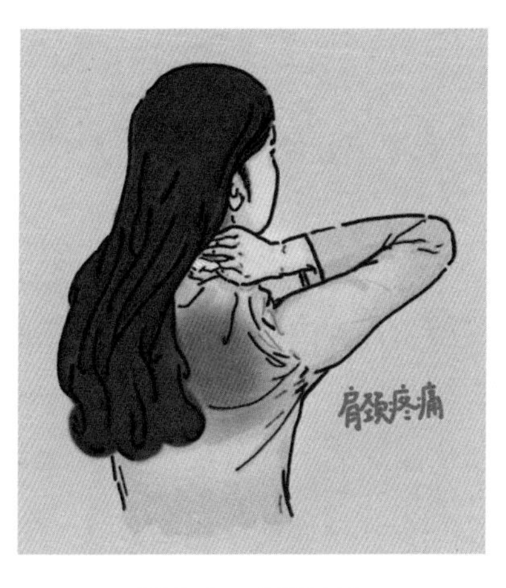

图 2–6　肩颈疼痛

一、病因及常见疾病

关节疾病；冠心病；颈椎病；肩周炎；急性颈神经根炎；颈髓肿瘤；脊髓蛛网膜炎；颈性心绞痛；肺癌；胆囊炎和胆石症。

二、检查

冈上肌肌腱断裂试验、斯比德试验。

三、治疗

检查后再对症治疗，注意日常保健，杜绝不良姿势，及早发现，彻底治疗颈肩、背部劳损，防止其发展为颈椎病。

四、防护

注意颈肩部保暖，避免头颈负重，避免过度疲劳，避免颈部正对空调风口，都可以预防颈肩痛，颈椎病的发生。肩膀痛会影响患者的工作生活，而患者的自我管理，饮食及生活方式会对引起肩膀痛的疾病的控制具有一定的意义，这些措施包括规律休息，防寒保暖，避免负重，纠正不良姿势，进行康复锻炼等。饮食生活规律：按时按量用餐，起居规律，按时吃早餐，不吃油腻夜宵，不熬夜晚睡，减轻精神压力。合理的膳食，提倡清淡饮食，健康饮食，注意补钙，预防骨质疏松。多喝水，避免甜食和甜饮料。生活中要对肩部防寒保暖，早晨出门时可以围上围巾或围脖不让肩部受凉，夏天打开空调也要记得不要让冷气直接往颈肩部长时间吹。纠正不良姿势，采取正确坐姿及站姿，可以减轻肩部负担，在日常生活中，应挺胸直背，维持正确的弧度，让身体在舒适的状态，如长期久坐，患者还可在椅子上加用腰靠，支撑腰部。睡觉时，避免压迫疼痛的一测。需要注意的是，停留一个姿势太久，也会给肌肉造成较大负担，所以每隔 1 ~ 2 小时需改变下坐姿活动下身体，减少长期伏案，低头看书、看手机电脑等的姿势。每隔 1 ~ 2 小时起身活动颈肩部，可适度热敷按摩，并加强颈项肌锻炼，预防颈椎病的发生发展，平时锻炼要适度，不可过度负重或剧烈运动，避免外伤，以防造成肩关节周围骨折、脱位或软组织损伤等。对于肩周炎患者，应坚持进行肩关节活动，活动锻炼能松解粘连的软组织，此外要注意锻炼强度不是越大越好，通常以不产生剧痛感，不损伤周围组织为宜。心脏疾病要定期到正规医院进行体检，多关注自己的心脏健康，适当进行体育锻炼，控制体重，戒烟少酒，合理安排工作和休息，劳逸结合，保证充分的睡眠，积极治疗与冠心病相关的疾病，如高血压、肥胖症、糖尿病等。

第十五节　您上下楼梯不方便吗？可能是髌股关节出问题了

髌骨（膝盖骨）和股骨髁组成髌股关节，正常的髌股关节两部分对合比较正常，各部位关节面受力比较均匀。髌骨软化症发生，是髌股关节的这种生物力学关系发生紊乱造成的，髌骨向外侧倾或者半脱位，导致髌骨内侧面软骨撞击股骨外髁滑车，引起关节外侧间隙软骨过度磨损，软骨细胞脱落，骨质增生，关节间隙狭窄等一系列病理变化，出现各种临床症状，如膝关节前侧疼痛，久坐起立或下楼下坡时疼痛加重，常有腿打软，关节怕凉或膝关节反复肿胀，积液等。严重时形成骨性关节炎。早期诊断，采取合理的防治措施，预防发生或发展是十分重要的。由于长期从事剧烈运动，出现关节衰老，关节磨损引起的关节疼痛，早期髌股关节炎，会在髌骨表面出现轻度不平整，可以服用氨基酸葡萄糖胶囊，再经过适当的休息，减少剧烈运动，可以促进软骨修复，髌股关节炎可以治愈。也可以口服中药和外用膏剂来治疗，还可配合针灸、按摩、热敷、推拿来进行综合治疗，做到双管齐下，治疗的效果是非常好的。在治疗期间要锻炼一下肌肉，选择合适的运动方法，也可选择营养软骨、修复软骨的药物来治疗。如果确诊是髌股关节炎不进行治疗，可能会进一步加重，导致大范围软骨缺损，骨质增生，从而导致关节内游离体的形成，对膝关节活动范围的严重影响，并出现剧烈疼痛感，会对生活和工作产生影响，患者此时需要通过手术治疗，但效果通常不是特别理想，并且预后会稍差。

第十六节　颈部和肩部会一起痛吗？带你了解颈肩综合征

颈肩综合征是指以颈椎退行性病变或慢性劳损为基础，引起颈肩部血液循环障碍，肌肉组织痉挛水肿，广泛性疼痛僵硬，颈项部及肩关节周围痛的临床综合征。

一、基本病因

1. 肌肉损伤

颈项部及肩关节周围肌肉紧张，臂丛神经由于受前斜角肌痉挛的影响而受压，造成颈部手臂疼痛麻木等相应症状。

2. 神经根受压

椎体侧后缘及钩椎关节骨质形成，关节增生及上关节突前移，颈椎间孔缩小，神经根受挤压导致颈背部不适。

3. 肌肉痉挛

颈项部斜方肌等肌肉痉挛引起颈项部及肩关节周围及功能障碍。

4. 急慢性感染

经常发生急慢性咽喉炎，可刺激邻近的肌肉韧带或通过淋巴系统使炎症局部扩散，肌张力降低，韧带松弛，使颈椎内外平衡失调，破坏颈椎部完整性和稳定性而诱发颈肩综合征。

5. 生理曲度消失

颈部具有正常的生理弧度，即颈椎轻度前凸，这种生理曲线不但保证了颈椎外在肌群的平衡，而且对保持椎管内的生理解剖状态具有重要作用，长期低头伏案工作，生理曲度消失，使椎体后方的肌肉和韧带过度紧张，时间长了会出现疲劳，甚至引起慢性损伤，加速退行性变。

6. 营养不良

因为椎间盘的软骨组织本身不是靠血液直接供给，而是通过压力的变化来进行营养交换的，因此没有椎间活动的软骨就会出现营养不良，进而产生退变。

典型的症状分为三个阶段：神经激惹期；神经挤压期；神经压迫期。伴随症状为头晕，心悸，上肢疼痛或麻木。

二、治疗

颈肩综合征的治疗一般不涉及外科手术，主要以缓解症状为主。辨证论治的思路对于疗效的取得及维持至关重要，首先必须通过严谨的诊断明确疾病，再进行合理的治疗。

中医采用针灸（图 2–7）、刮痧、推拿、理疗等治疗措施。①针灸治疗的病例仍占大多数。②刮痧可以扩张毛细血管，促进局部血液循环，对于风寒痹证所致的肌肉酸痛效果明显。③推拿可消除肌肉痉挛，松解神经根粘连，解除疼痛和麻木。点穴法、拿提法、掌推法配合药物治疗对颈肩综合征效果确切。④理疗可以消除神经根及周围软组织炎症和水

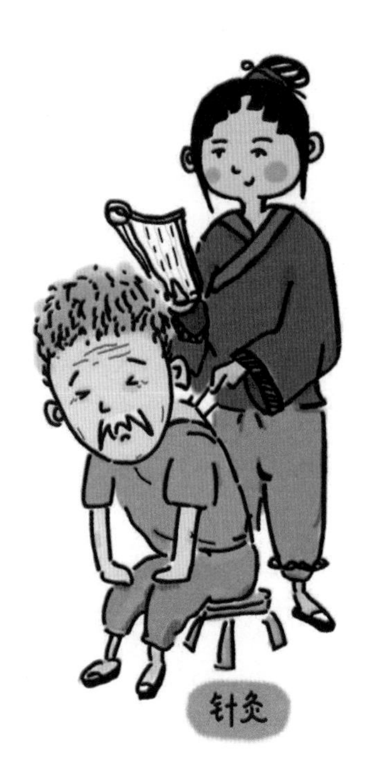

图 2–7　针灸治疗颈肩综合征

肿，缓解和改善韧带的钙化和骨质增生，改善供血不足，增强组织代谢和营养，缓解症状，减轻疼痛。也可选用中频电药物离子导入法和超短波疗法。在治疗的同时，注意生活中营养的补充，以及选择合适的坐姿等，可有效缓解颈肩综合征的症状。

三、预后

治疗后基本上都能取得满意的疗效，但是方法不当，也可成为颈肩综合征长期迁延不愈的主要原因。需要注意生活习惯，并进行康复训练，以利于颈肩综合征的康复，减少复发风险。

第十七节　半月板是筋吗?

我们膝关节疼痛的时候，经常会想起，这是筋伤了吧?和骨头没有关系吧。这个时候多数是由于半月板损伤了。“筋也者……为一身之关纽，利全体之运动者也”，说明骨关节是筋的附着点，筋的作用主要是连缀四肢百骸，主司全身关节的运动。中医学中的筋内涵丰富，它是皮肉筋脉等组织的总和；相当于西医学中的筋膜、肌肉、韧带、半月板等的统称。

半月板是一种月牙状、薄而透明的纤维软骨，形态外厚内薄，上凹下平，充填在股骨与胫骨关节间隙内，每个膝关节有两个半月板：内侧半月板与外侧半月板。内侧半月板较大，近似“C”字形；外侧半月板较小，形状似“O”字形。半月板的内2/3部分无血液供应，仅有外1/3部分通过滑膜与胫骨缘相连接，其血液及营养供应也主要来自这部分滑膜。因此，半月板损伤破裂后愈合能力很差。半月板是膝关节内重要的缓冲保护装置，承受了膝关节的部分应力，具有一定的移动性，半月板损伤的主要原因多系外伤引起，对患者的生活及工作有很大的危害性。膝关节在人体内承载的工作量较大，受到的损伤比较严重。半月板损伤后，血离经脉，气血凝滞、经络受阻或血虚不能濡养而使肢体乏于充养。

半月板的构成使其质韧光滑而有弹性，可以吸收、缓冲震荡，减少对关节软骨的负荷；通过这些特性还可以均匀分布关节液，营养润滑软骨，减少对其的剪切及磨损。而半月板损伤对膝关节软骨的影响就是对“筋”的一种重视，从筋论治，骨病治筋，是对“筋骨并重”理念的继承和发扬。半月板损伤后导致膝关节不稳，日久必损伤关节软骨等组织，以致骨关节炎提早发生。膝关节镜手术有助于损伤的半月板早期诊断及治疗，降低对软骨的影响。这充分体现了“筋骨并重”的理论，是与中医学的结合，是对“筋骨并重”理论的丰富和延伸。

第十八节　人老先老腿

人们常常会说人老了，腿脚就不好使唤了。40岁后，很多人感到腿脚不灵活，稍微多走点路，就像腿上灌满铅，发酸发胀，上楼梯也越来越费劲。再发展下去，有的人会感觉到双腿有轻度的发凉感、轻度的麻木，活动后易感疲乏。双腿就像人体的承重墙。你可能不知道，一个人50%的骨骼和50%的肌肉都在两条腿上；人一生中70%的活动和能量消耗都要由它完成；人体最大、最结实的关节和骨头也都在腿上。

人年轻时，大腿骨可以支撑起一辆小轿车；膝盖则承受着9倍于体重的压力；腿部肌肉也要经常与地球的引力进行抗争，保持紧张状态。所以可以这样说，坚实的骨骼、强壮的肌肉、灵活的关节形成了“铁三角”，可以承受人体最主要的重量。生活中也不难发现，长寿老人几乎都步履稳健、行走如风。那么，反过来说，是不是只要养好双腿，长命百岁的可能就大大提高了呢？两条腿有人体50%的神经、50%的血管，流淌50%的血液，是连接身体的大循环组织。只有双腿健康，经络传导才畅通，气血才能顺利送往各个器官，特别是心脏和消化系统。

可以说，腿部强劲的人会有一颗强劲的心脏。人老腿先老主要原因在血液循环状况的差异，与腿脚运动状况有关。

良好的血循环是保持好体质的关键。为维护心脏和血管功能，适量运动很有必要。

但是过度的运动不但无益处，还有害处，很多患者就是为了锻炼自己的筋骨，最后导致关节过度劳损，到了非要手术不可的地步。所以，即使我们的腿老了，但我们的思维观念不能老，有任何不适还是要去医院听听医师怎么说。

第十九节　中医练功对膝关节的益处

膝关节功能障碍的发病与年龄、外伤、创伤感染、体力劳动、剧烈运动、内分泌紊乱、软骨代谢异常、免疫异常、肥胖和遗传等多种因素有关。中国传统医学认为该病不外乎老年精亏、气血虚衰、关节失养，不良姿势、久劳损伤关节，风、寒、湿邪侵袭稽而不去，凝聚经络关节导致的病理结果。现代医学则认为，膝关节功能障碍是因为血液黏稠度增高，血流缓慢，微循环灌注不足，影响软骨细胞增殖，出现软骨基质减少与软骨新生不足，结果软骨变弱，使持重部位磨损，刺激骨端松质骨囊肿样变和关节边缘骨刺形成所致。这与中国传统医学气滞血瘀、壅积关节、不通则痛的理论是相吻合的。

中医练功治疗能改善局部血液循环、促进新陈代谢、增强肌力、预防和减轻肌萎缩，加固关节稳定性，松解粘连、增加关节活动度、防止骨质疏松，具有良好消炎镇痛作用，有利于炎性致痛物的消散和吸收，改善局部微循环，降低骨内压。温热作用能使粘连组织松弛，便于松解。抗阻力练功能有效增强患膝伸肌力量，使患膝的稳定性加强，打破病理性循环，恢复平衡，达到该病康复的目的。

当然我们也要注意，为了延长膝盖和膝关节的使用寿命，就得尽量减少膝盖和膝关节的运动性磨损。尤其是天气冷的时候练功时更要注意养护膝盖和膝关节，因为当气温降低时，血管容易收缩、血液循环变差，甚至会造成肌肉异常收缩和肌腱粘连。因此，在练功前做一些对膝的热身运动，是太极拳爱好者会练会养的明智选择。

第二十节　肩痛不等于肩周炎

慢性肩关节疼痛已成为继慢性头痛、慢性腰痛之后的第三大疼痛，约有 80% 的成年人都曾有过不同程度的肩痛经历。不少人常误认为肩痛就是“肩周炎”，结果用了错误的方式治疗导致病情加重。

肩周炎学名为“冻结肩”，也叫“粘连性肩关节囊炎”，它的发病率其实只占肩痛患者的 10% ~ 20%。肩膀疼痛的 60% ~ 70% 是由肩袖损伤引起的。肩袖是肩关节的一个极其重要的结构，它是肩关节周围的冈上肌、冈下肌、小圆肌和肩胛下肌四块肌肉的肌腱部分汇合而形成的解剖结构，附着于肱骨近端的大结节和小结节处。肩袖维持着肩关节稳定和正常活动。然而这个重要部位比较脆弱，很容易撕裂或损伤。

造成损伤的原因主要有以下两点：一是退变老化，正如机器使用过久，零件会慢慢老化，人如果经常过度使用上肢，反复抬肩，年纪大了，便可能造成损伤。这在长期做挥拍球类运动、游泳等需要上肢举过头顶的运动人群很多见。二是日常生活中的创伤。肩关节只要外展超过 60° 就会引起肩峰对肩袖的卡压撞击，这是我们生活中避免不了的角度，如趴在桌子上用电脑、遛狗、坐公交车手抓扶手、开车手扶方向盘。另外，进行日常锻炼、跳广场舞、打羽毛球、打乒乓球、打篮球等，也很容易造成损伤。

那么肩痛了，怎么判断是冻结肩还是肩袖损伤？其实很好区分，普通人可自测。

冻结肩是肩膀疼痛伴有肩关节全范围的活动受限，尤其是外旋活动受限为主，如不能梳头，总之是以肩膀的活动受限为主，主动和被动抬手活动都只能到一定的角度。肩袖损伤主要是肩膀疼痛，肩关节外展上举无力，总的来说是以肩膀的无力为主，但被动抬手可达到接近 180° 的角度。

对于冻结肩患者，我们建议多运动肩关节；而肩袖损伤早期的治疗并不宜动，因为肩关节周围的肌腱有损伤，过早的肩关节拉伸、甩动等大幅度运动反而会加重损伤，所以患者会越练越痛，甚至导致最后不得不接受手术。肩袖损伤撕裂经常引起肩关节疼痛和活动障碍，小范围的撕裂可以通过关节镜手术进行修复；巨大的肩袖撕裂特别是陈旧性撕裂，可做镜下的缝合，补片桥接或者关节囊重建，还可做反肩关节置换。

第二十一节　肩里藏刀——肩峰撞击

很多人在出现肩痛时首先会想到肩周炎，但肩周炎的另一个名字叫作五十肩，也就是说，50 岁以上的肩周炎比较常见，那么，广大热爱运动的中青年，没少活动肩关节，为何又会出现明显的肩痛呢？事实上，除了我们之前提到过的单纯的肩袖损伤，还有一种更加综合、复杂的肩关节损伤，也就是肩峰撞击综合征。

发生肩峰撞击综合征最根本的原因是肩膀各部分的力量不均匀，例如，我们经常所说的圆肩，就是由于背部肌肉过于羸弱，而对应的胸部肌肉过于紧张，造成肩关节之间的缝隙不一样宽，关节活动时，力量无法均匀地分布在整个关节面，先接触关节面的那一部分骨性结构就会对关节面产生类似撞击的效果。肩部或肩部以上的重复性活动（包括工作，如建筑工、修理工、搬运工；运动，如网球、羽毛球、高尔夫球），年龄增加，骨质增生，骨赘形成，肩关节（盂肱关节）的不稳定，肩胛骨不稳和运动障碍都可能导致肩峰撞击。

他们的肩袖原先就发生损伤，这些人在运动的时候也更容易发生肩峰撞击综合征。肩袖损伤既可以是肩关节撞击综合征的原因，也可以是它的结果，这两者会相互促进。

肩峰撞击综合征有一系列临床表现，患者主要在进行过顶活动时出现肩部疼痛。疼痛可能位于三角肌区或上臂外侧，常发生在夜间或受累侧肩膀支撑侧卧时。有一个检查可以很简单地判断，检查者用手向下压迫患者患侧肩胛骨，并使患臂上举，并且拇指尖朝下，如因肱骨大结节与肩峰撞击而出现疼痛，即为撞击试验阳性。

出现肩峰撞击综合征后，如果尚未出现严重、明确的肩袖损伤，急性期可以冰敷，可减轻急性肿胀和炎症，并起到一定的镇痛作用。休息可减少肩关节活动，主要是上肢举过头顶的活动。急性期后可以通过一些抗阻训练来锻炼不平衡的肌肉，去除诱发病因之后，部分患者可以逐渐自愈。如果肩痛比较严重，最好就诊于运动医学门诊，进行全面的评估，再决定是否需要手术。非手术治疗主要是针对肩关节的疼痛进行缓解，如局部封闭治疗、口服或外用一些抗炎镇痛的药物。

对于喜欢进行球类运动的人，尤其是网球、羽毛球、乒乓球等，需要大量运用肩关节，肩峰撞击综合征是应当时刻警惕的。

第二十二节　跑步伤膝吗？

无论普通人还是运动员，在运动中都可能遇到膝关节损伤的问题，但“跑步膝”仅存在于膝盖过度使用的情况，与个人的运动情况、体能状况有关。不正确的跑步方法超出了膝关节的负荷，就容易造成“跑步膝”，这是一种慢性过度劳损。常坐不跑和高强度跑步都会引发关节问题，休闲跑步的人群中患病率最低，因此适当跑步对于普通人（非运动员）来说整体上是有利于关节健康的。

长期坚持运动可以强健身体，提高个体生活状态，但其潜在的生物动力学机制可能导致关节软骨的变化，这也是骨关节炎发生的重要机制。随着年龄增长，骨关节的损伤是必然的，65 岁以上老年人大约有一半患有骨关节炎。不同的运动方式对关节软骨的影响不同：研究显示，持续 12 周的跑步、自行车运动可以使膝关节软骨显著减少，而游泳和快走不会显著减少膝盖软骨体积。因此，对于膝盖的保护来说，游泳和快走可能是更加适合的运动。不科学的运动是造成膝盖损伤的重要原因，如跑步前未热身，会对半月板产生巨大冲击，甚至引起髌骨粉碎性骨折。跑步姿势不正确、运动时间过长、频率过大、个体身体素质不同等均是产生膝关节损伤的因素。

跑前充分热身、跑姿正确、跑后拉伸，对于预防关节退化大有益处，也可以提升骨密度，降低患关节炎的风险。每天进行 30 分钟以上的有氧运动，增加一些柔韧性锻炼将有利于灵活关节；平衡性训练及锻炼膝关节周围肌肉的力量可以增强关节的稳定性；加强股四头肌和臀部肌肉训练，减少膝盖的压力。

因此，保护关节不等于少活动、不运动，选择合适的运动方法和运动模式才是关键！

第二十三节　肩凝——冻结肩

肩凝症又称五十肩、冻结肩、漏肩风、肩痹，是以肩长期固定疼痛，活动受限为主要表现的肢体痹病类疾病。中医认为其发病主要为年老体衰，肝肾不足、气血虚损，筋骨失于濡养，加之长期劳累，又因肩部露卧受凉，寒凝筋膜而致。日久则筋脉粘连，不能活动。故气血虚损，血不荣筋为内因，风寒湿邪侵袭为外因。

该病呈慢性发病，多数无外伤史，少数仅有轻微外伤。主要症状是肩部疼痛，渐进性加重，昼轻夜重，并可向颈、耳、肩胛及前臂和手放射。肩关节上举，后伸时疼痛加剧，肩部活动受限，严重者不能做穿衣、梳头、洗脸等动作。肩部肿胀不明显，肩关节周围有广泛性压痛，日久可见肩部肌肉萎缩。

一、中医证型

1. 风寒湿证

肩部窜痛，遇风寒痛增，得温痛缓，畏风恶寒，或肩部有沉重感。舌淡、舌苔薄白或腻，脉弦滑或弦紧。

2. 瘀滞证

肩部肿痛，疼痛拒按，以夜间为甚。舌暗或有瘀斑，舌苔白或薄黄，脉弦或细涩。

3. 气血虚证

肩部酸痛，劳累后疼痛加重，伴头晕目眩，气短懒言，心悸失眠，四肢乏力，舌淡，少苔或舌苔白，脉细弱或沉。

二、疾病分期

1. 粘连前期

主要表现为肩周部疼痛，夜间加重，甚至影响睡眠，肩关节功能活动正常或轻度受限。

2. 粘连期

肩痛较为减轻，但疼痛酸重不适，肩关节功能活动受限严重，各方向的活动范围明显缩小，甚至影响日常生活。

3. 恢复期

疼痛改善，肩关节功能活动改善。

三、治疗方案

治则：松解粘连、滑利关节、缓解疼痛。治疗方法如下：

（1）患者坐位，医者站于患侧，用㨰法、揉法、拿法等放松肩关节周围肌肉 5 ～ 8 分钟，重点在肩前部、三角肌部及肩后部。

（2）医者一手扶住患肩部，另一手握住患者腕部或托住肘部，以肩关节为轴心做环转摇动，幅度由小到大，然后再做肩关节内收、外展、后伸及内旋等扳法，松解粘连，滑利关节。

（3）点按压痛点，肩井穴、天宗、肩贞等穴，以酸胀为度，弹拨粘连部位及压痛点，解痉止痛，剥离粘连。

（4）肩关节松动术

①盂肱关节：a. 分离牵引，一般松动，缓解疼痛。b. 长轴牵引。c. 向头侧滑动。d. 前屈向足侧滑动，增加肩前屈活动范围。e. 外展向足侧滑动，增加肩外展活动范围。f. 前后向滑动，增加肩前屈和内旋活动范围。g. 后前向滑动，增加肩后伸和外旋活动范围。h. 外展摆动，外展 90° 时进一步增加外展活动范围。i. 侧方滑动，增加肩水平内收活动范围。j. 水平内收摆动。

②胸锁关节：a. 前后向滑动，增加锁骨回缩。b. 上下滑动，增加锁骨上下活动范围。

③肩锁关节：后前向滑动，增加肩胛骨活动范围。

（5）用揉法、拿捏法放松肩关节周围，然后做肩关节牵拉提抖，用搓法从肩部到前臂上下搓动 3 ~ 5 遍，最后叩击肩关节周围。

（6）中药熏蒸疗法。

（7）水肿部位艾盒灸。

（8）艾炷灸：肩髃穴、肩贞穴、外关穴、合谷穴隔附子饼灸。

出现肩关节疼痛，活动不利，切不可大意，要来医院进行正规系统治疗，以期早日康复。

第二十四节　传统练功对膝关节是好是坏？

现在越来越多的太极拳爱好者因为练功不当引起膝盖损伤，那么问题来了，练太极拳对膝盖的损伤是必然的吗？

答案当然是否定的，传统太极拳的练法是相当合理的技术动作，只有那些现代竞赛规则的影响及那些误人子弟的教练瞎编的练法而派生出来的不规范的技术动作，才能对膝盖产生必然的损伤。

传统太极拳的练习，人体的骨架结构规范合理，能够达到人体自然的动态平衡状态，其受力的部位也是大腿的股四头肌，力量不会因为动作的不合理而压到膝盖。从历代的各派传人的传统拳照中也能看出端倪，他们的骨盆都是很端正，而且胯根是松沉的，这样做动作的结果，就是尾骨盆微微往后泛一点点，在太极拳的传统要领上叫端然恭立，也就是毕恭毕敬那样的站立，由于骨盆的往后微泛，会把力量从膝盖部位拉向胯根方向，这样再配合胯根的松沉，会让大腿有一个往里旋转的劲力（也就是传统太极拳的缠丝精），这样劲力就会绕过膝盖而顺利的旋转到达脚底。

现代新规则下的太极拳，要求身体竖直，尾闾往前，这样的要领导致的结果是骨盆往前微微勾起来，这样做的结果导致力量顺着大腿推向膝盖而导致膝盖因为长期被压造成膝盖损伤，而且这种练习方法是现代人大多采用的方法，因为这样练习看着身体似乎很正，但是由于这样的练法违反了骨架的自然结构，破坏了骨架的自然平衡，势必造成膝关节损伤，凡是按照这样的所谓立身中正的方法练习现在的普及套路太极拳的，基本上都会有或多或少的膝盖损伤，有的教练本身也是膝盖痛，但是他会误导学生，说开始都会痛，痛过了就会好的，完全是一派胡言。

还有的教练会告诉学生膝盖过了脚尖就是跪膝，容易膝盖痛，膝盖不过脚尖就不是跪膝，不会膝盖痛，这都是不懂太极拳的人误导人的说辞，真正的跪膝不跪膝的标准，就是劲力的走向，而不是膝盖过不过脚尖的标准。正确的练法，膝盖的方向会跟脚尖的方向一致，在恭立的状态下，尾闾微泛（不能过大，大了就是翘屁股。）按照这样的方式练拳走架，就是股四头肌受力，而不会膝盖受力，这样就不会造成膝盖损伤，很多人是因为偷懒不想大腿肌肉受力，从而导致劲力压在膝盖上，望读者详辨！经常练习深蹲或者练习板凳桩会快速增长腿力，这样也会避免不必要的膝盖损伤。

第二十五节　老寒腿就是风湿病吗?

即使是在炎热的夏天，很多人也会感觉到关节部位疼痛发凉，尤其是膝关节的位置特别怕风怕冷。严重者在夏天的时候，还需要穿着长裤，甚至是秋裤，才能够感觉舒服一些，其实这些都是老寒腿的表现，那么老寒腿是什么呢?

老寒腿（图 2-8）是一种民间的俗称，通常指的是风湿性关节痛，又可以称为特发性关节痛综合征，是指人们在天气突然转凉，或者是在阴雨天气的时候，膝关节经常感觉到疼痛或者是冰冷。老寒腿可分为以下四种类型。

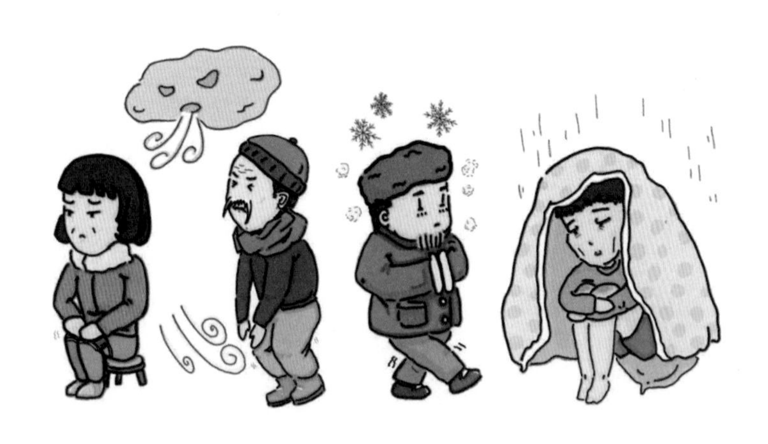

图 2-8　老寒腿

1. 寒邪凝滞型

寒邪凝滞型老寒腿，最常见的表现就是在膝关节的位置，出现剧烈的疼痛，患者通常在白天的时候，疼痛感会有所减轻，而在夜晚的时候疼痛会明显加重。双腿局部位置会特别的怕冷，一般在受到寒冷刺激的时候，疼痛会更加的剧烈，而在充分保暖以后，可以使得疼痛感减轻。部分患者局部肤色也会变得比较苍白，皮肤表面的温度会比较低。

2. 合邪风盛型

合邪风盛型的老寒腿患者经常会感觉到在膝关节周围怕冷并且会出现疼痛，多数时候疼痛还会上下窜动；局部在遇风遇冷时疼痛等不适加重。

3. 合邪湿盛型

合邪湿盛型老寒腿，一般是由于湿重和寒邪引起。患者在膝关节的位置会出现肿胀，遇到寒冷刺激的时候疼痛感会比较重，并且小腿也会感觉比较沉重，尤其是在雨雪天的时候，双腿就像铅坠一般。严重者双腿活动会受到限制。

4. 气虚血瘀型

气虚血瘀型老寒腿，一般患病时间都比较长，多数都会在 5 年以上。最明显的表现就是患者的膝关节活动会受到限制，特别怕冷，经常会有针刺般的疼痛，遇到雨雪天气的时候，关节周围的皮肤颜色会变成暗紫，部分患者还会出现气短，浑身无力等表现。

所以说老寒腿和风湿病是不一样的。

第二十六节　骨质疏松怎么办？中医药膳来相助！

骨质疏松症是可能由于多种原因导致的骨密度和骨质量下降，骨微结构破坏，造成骨脆性增加，从而容易发生骨折的全身性骨病。骨质疏松症对患者的身心都有很大的伤害，发现患有骨质疏松症要及时到医院检查和治疗。

下面介绍对付骨质疏松的药膳调理和 7 个妙招提升骨密度。

一、对付骨质疏松的药膳调理

1. 枸杞甲鱼汤

主要采用淮山药、枸杞子、甲鱼、姜片等熬制而成，不但美味，还有治疗骨质疏松症的功效，制作起来比较简单，首先把甲鱼内脏掏空，然后再把淮山药、枸杞子等药物放在甲鱼的肚子里面，放在开水里面煮熟就可以食用了。

2. 桂枝狗肉煲

桂枝狗肉煲主要采用桂枝、熟附子、干姜、狗肉等制作而成，制作起来比较简单，需要的食材比较少，在市场上也比较容易买到，患者可以在家轻松治疗，还可以做成不同的口味。

3. 黑豆猪骨汤

猪骨汤里加一些黑豆，一般我们选择猪排骨，此汤又还有很好的起到补肾，活血化瘀，还有祛风的功效，最后我们可以适当喝一些猪骨汤。

二、7 个妙招提升骨密度

1. 饮用淡茶

患者要多喝淡茶，因为淡茶中含有大量的锰，有助于骨骼吸收钙的能力，从而改善骨质疏松症的病情。

2. 少吃食盐

患者要少吃盐，每天吃的食物尽量清淡一点，如果觉得食物味道淡，可以食用其他调味剂代替。

3. 步行上班

患者每天上班尽量要步行，这样不但可以增强体质，也可以改善骨质疏松症。

4. 多吃纳豆

患者要多吃纳豆，纳豆中含有维生素 K，对治疗骨质疏松症有一定的功效。

5. 热爱洋葱

患者还要多吃洋葱，多吃洋葱也可以改善骨质疏松症的症状。

6. 经常吃素

患者每天的食物要以素食为主，这样对病情的好转有很大的帮助。

7. 定期测定骨密度

患者要定期到医院做骨密度检查，随时关注自己的病情。

第二十七节　一分钱不花，穴位治疗让您的膝关节年轻 10 岁！

膝关节炎，是指由各种原因引起的膝关节及其周围软组织的炎性疾患，日常会给患者的生活和工作带来极大的困扰，而且病情一旦发作，会有钻心的疼，那么如何缓解病痛呢？中医说，穴位治疗可以减轻你的痛苦。

膝关节炎是我们身体常患的一种疾病，膝关节炎发作会导致疼痛、肿胀、畸形、运动障碍 4 大症状。中医对膝关节炎的治疗有丰富的经验，而穴位治疗又有着简单便捷、经济有效等优点。

膝关节疼痛的穴位治疗口诀：急性扭伤寻梁丘，关节积水犊鼻求；膝盖发凉找昆仑，膝痛中渚要常揉；再加胆经膝阳关，手三里处病不留；跪膝引血下行法，膝病肘治解忧愁。

穴位按摩具体操作方法是：将拇指（或食指、中指）的指腹按在穴位上，用手指做顺时针或逆时针揉动按压。每个穴位按揉 100 ~ 200 次，按揉时手指要有一定力度。

按摩最好每日进行两次，早晚各一次，持之以恒。

1. 梁丘（足阳明胃经：郄穴）

[定位] 屈膝，大腿前面，当髂前上棘与髌底外侧端的连线上，髌底上 2 寸。

[主治] 膝肿痛，下肢不遂，胃痛，乳痈，血尿。

2. 犊鼻（足阳明胃经）

[定位] 屈膝，在膝部，髌骨与髌韧带外侧凹陷中。

[主治] 膝痛，下肢麻痹，屈伸不利，脚气。

3. 昆仑（足太阳膀胱经）

[定位] 在足部外踝后方，当外踝尖与跟腱之间的凹陷处。

[主治] 头痛，项强，目眩，癫痫，难产，腰骶疼痛，脚跟肿痛。

4. 中渚 （手少阳三焦经：腧穴）

[定位] 在手背部，当环指本节（掌指关节）的后方第 4 、第 5 掌骨间凹陷处。

[主治] 头痛，目眩，目赤，目痛，耳聋，耳鸣，喉痹，肩背肘臂酸痛，手指不能屈伸，脊肩痛，热病。

5. 膝阳关（足少阳胆经）

[定位] 在膝外侧，当股骨外上髁上方的凹陷处。

[主治] 膝膑肿痛，腘筋挛急，小腿麻木。

6. 手三里（手阳明大肠经）

[定位] 臂背面桡侧，当阳溪与曲池连线上，肘横纹下 2 寸处。

[主治] 齿痛颊，上肢不遂，腹痛，腹泻。

7. 鹤顶穴（经外奇穴）

[定位] 在膝上部，屈膝，髌底的中点上方凹陷处。

[主治] 膝痛、腿痛、膝关节酸痛，腿足无力，下肢痿软、瘫痪。

第二十八节　一招教你如何确诊肩痛就是肩周炎

肩关节周围炎简称肩周炎，是以关节疼痛和活动受限为主要症状的常见病症。发作年龄大多在 50 岁左右，女性的发病率略高于男性，可能与女性内分泌紊乱，雌激素水平下降有关。常因露肩当风，感受风寒湿邪所致，故肩周炎中医称之为“漏肩风”“冻结肩”“五十肩”。

人到中年，身体各器官机能逐渐下降，就连关节也变得僵硬，总觉得活动不开，还经常出现肩背疼痛的症状。面对难以忍受的肩膀痛、活动不便，很多患者甚至医师会不自觉地把它判为肩周炎。

其实，常见的诱发肩膀疼痛的原因有很多，主要有肩周炎、肩袖损伤、颈椎病、胆囊炎、肩部结核、心绞痛、肩部肿瘤等。若简单地把肩膀痛当作肩周炎来医治，只能是越治越伤，延误病情。

那么我们该怎样更准确地判断自己患了肩周炎呢？就好比肩袖损伤和肩周炎，两者症状相似，很容易混淆成肩周炎。临床中，大约60岁以上的患者中有30%是肩袖损伤，这些被误诊肩周炎的患者往往表现为活动时肩关节疼痛僵硬，休息或夜间的时候疼痛明显，症状与肩周炎的表现完全相同，很多患者甚至医师都会把它当作肩周炎来治，结果疗效很差，越治越疼。这是因为肩袖损伤和肩周炎虽然症状很相似，但他们是不同的两种疾病，和肩周炎治疗方法完全不同。

下面，一招教你怎么区别肩周炎和肩袖损伤：如果是肩周炎，肩膀“冻住了”，无论是自己还是在他人的帮助下，肩膀无论是从哪个方向都是抬不起来的。而肩袖损伤，在别人的帮助下，肩膀一般都能抬起来，实现正常活动范围。简单说就是：自己动不了，别人帮忙也动不了，这就是肩周炎！

现代中医临床总结古人经验，认为肩周炎发病与气血不足，外感风寒湿及闪挫劳伤有关。若年老体虚肝肾精亏，气血不足则筋失所养，血虚生痛，日久则筋骨衰颓，筋脉拘急而不用。

若老年营卫虚弱，复因久居湿地，风雨露宿，夜寐露肩当风，以致寒湿邪客于血脉筋肉，血行不畅而脉络拘急，寒湿之邪淫溢于筋肉则屈而不能伸，痿而不用。

若外伤筋骨或劳累过度，筋脉受损，瘀血内阻，脉络不通，不通则痛，日久筋脉失养，拘急不用。

肩周炎是一种自愈性疾病，大多数人在症状较轻时，通过日常的活动即可自愈。症状严重时除了配合医师进行手术或药物治疗外，也可以通过伸缩肌肉、活动关节，消除局部肌肉紧张和痉挛、促进血液循环，从而增强肩周围肌肉、韧带的弹性，防止粘连，达到止痛和保持肩关节功能的目的。

第二十九节　揭秘变天就关节痛的各种原因

相信大家身边都有过类似情况，身边亲朋好友只要一变天关节疼痛就会说是风湿，特别是家里的老人长辈不管肩关节还是膝关节又或者指关节疼痛都说是风湿病，今天我们针对全身多处关节疼痛来给大家详细介绍一下到底是怎么回事。希望可以带给您一定的帮助。一般全身多关节疼痛最常见的诊断是痛风性关节炎、骨性关节炎（中医痹证）、风湿性关节炎！要想知道三者的区别，我们有必要将这三种关节病加以鉴别。下面为您介绍。

“痛风”是一个遗传性疾病，有家族史，近年来发病率有所增长，为嘌呤代谢紊乱所引起的以关节、结缔组织和肾脏的炎性变化为主的代谢性疾病。当体内嘌呤代谢产物尿酸产生过多，超过肾脏排泄能力时，尿酸即在血液及组织内积聚，形成“痛风”。在急性发作期常表现关节疼痛、红肿，很易误诊为“风湿”性关节炎。痛风几乎见于40岁以上的男性，常表现为夜间突然发作剧烈疼痛，多以急性关节炎，呈红、肿、痛开始，72小时达到顶峰，一两周可自行消失，数年再发作。当吃含嘌呤多的饮食，如动物内脏、沙丁鱼、酵母、烟、酒等，高尿酸在血液和组织内积聚易形成痛风石，多见趾骨关节周围，亦可形成肾结石等。

风湿性关节炎分为急性风湿性关节炎和类风湿性关节炎，急性风湿性关节炎是与链球菌感染有关的变态反应性疾病。多见于青少年，多发作于关节受风湿之后，常表现在大关节，如膝盖、踝、肘、腕等关节的游走性关节炎，心肌及瓣膜同时损伤，也就是这个病可同时表现为“舔关节、咬心脏”。类风湿性关节炎是一种以关节病变为主的慢性全身性的自身免疫性疾病。有遗传性，是一个慢性顽症，病因不清楚，与多种综合因素作用相关。不及时治疗几乎所有内脏器官都会受累：全关节可发生破坏性病变，引起关节慢慢变畸形、强直，双手呈鸡爪状、功能丧失，甚至瘫痪，骨和骨骼肌萎缩，还常常伴有关节外的症状，化验可见类风湿因子阳性。

中医痹证：痹，即痹阻不通。痹证是指人体机表、经络因感受风、寒、湿、热等引起的以肢体关节及肌肉酸痛、麻木、重着、屈伸不利，甚或关节肿大灼热等为主症的一类病证。临床上有渐进性或反复发作性的特点。主要病机是气血痹阻不通，筋脉关节失于濡养所致。痹证辨证分型分为以下 4 类。①行痹：证候表现为游走疼痛，时而上肢，时而下肢，苔白脉浮。②痛痹：证候表现为痛有定处，疼痛较剧，得热痛减，苔白，脉浮紧。③着痹：证候表现为肌肤麻木，肢体关节重着，苔白腻，脉濡缓。④热痹：证候表现为关节灼热红肿，发热，口渴，舌红、苔黄燥，脉滑数。古代痹证的概念比较广泛，包括内脏痹和肢体痹，本节主要讨论肢体的痹证，包括现代医学的风湿热（风湿性关节炎）、类风湿性关节炎、骨性关节炎、痛风等。

第三十节　骨刺是刺吗?

在就医途中我们经常有这样的疑惑，拍完片子后大夫告诉其长了骨刺，那么骨刺到底是什么呢？是刺吗？我们的关节大概在40岁就开始进行退变老化之路，关节因长期慢性损伤，关节软骨边缘处便出现增生——骨刺，医学上叫退行性关节炎或骨性关节炎，常分为两类。①原发性：较多见，多发生于中年以后，发病在膝、颈、腰椎、踝关节等负重关节，主要由长期磨损、关节软骨退变、出现裂隙、软化或脱落、骨质裸露、软骨周围组织增生形成。②继发性：较少见，继发于先天或后天关节畸形、损伤、炎症之后，可发生于青壮年。

那么，我们的骨头为什么会长出骨刺？至今具体原因仍然不是很清楚，目前主流学术观点认为骨刺和退化性关节炎有关。退化性关节病变中的关节软骨磨损后，其下的骨头就开始承受不正常的压力。此时我们的骨头为了弥补软骨的缺失，或者为了增加自己承受压力的能力，就开始在受压力点的边缘长出多余的骨质，形成所谓的骨刺。但是，也存在着部分老年人没有明显的关节软骨磨损退变，仍然长出骨刺，这些骨刺通常是在健康检查中意外发现的。这些骨刺的形成或许是用来增加退化中关节的稳定度，或者用来帮忙减少已开始磨损之关节软骨的负担。所以，有些骨刺的存在可能提供了正面的效果，而不全然是负面的。

骨刺，中医属于“骨痹”的范畴，认为本病与外伤劳损、血瘀阻络、感受风寒邪气、湿气、痰湿内阻等有关。目前西药对于骨质增生的治疗注重机制，根据发病的机制选择适当的靶点进行治疗，而中医药治疗则重在治本，所以骨质增生的治疗可以体现中医的优势。

目前中医治疗骨质增生的方法有中医针灸治疗，主要是通经活络，还有止痛，并能消除局部的水肿和炎症，对治疗骨质增生可以起到辅助作用，可同中药制剂一起综合治疗，获得满意疗效。另外还可以外敷药膏，膏药具有较高的稠度，具备有效成分含量高，析出速度缓慢，作用长久等优点。

中药内服或是食疗、偏方的形式进行治疗，效果显著，见效快，受到患者的一致好评。

第三十一节　踝关节扭伤怎么办?

踝关节是我们人体中的一大关节，踝关节扭伤也是我们生活中常见的疾患，踝关节经常处于负重活动下，因而受伤的机会多，约占全身关节扭伤的 80%以上。踝关节扭伤，系指肌腱、韧带、关节囊等，除骨折、脱位外的软组织损伤。

那么踝关节扭伤后我们应该如何处理呢？①立即冰敷处理；②加压包扎处理；③骨折时关节固定处理。

但我们的生活中常常碰见一些误区，那么，哪些是我们常见的医学误区呢？①使劲揉搓肿胀处，想把淤积起来的血肿揉开、搓散；②用热毛巾敷，想活血消肿；③强忍着疼痛走路、活动；④马上贴上膏药。

对于踝关节扭伤，中医有妙方，包括以下几点。①手法治疗；②固定治疗；③练功治疗；④中药外用；⑤其他外治法：局部红外线、激光、中药包裹等物理治疗；踝部损伤的中后期，关节仍疼痛，压痛较局限者，可选痛点局部封闭，可每周注射 1 ～ 2 次；小针刀治疗；手术治疗。

第三十二节　封闭针是打开就关不上的“潘多拉魔盒”？

封闭疗法也叫“局封”，是由局部麻醉演变而来的一种治疗疼痛的方法。封闭疗法是医师通过对患者的临床检查，找到局部压痛点后，将药物注射于疼痛的部位，达到消炎、止痛的目的，并有缓解局部肌肉紧张的作用。这是一种对症治疗措施，对消除局部的疼痛症状有较好的效果。因此，封闭治疗是一种简单、安全、疗效可靠的治疗患者疼痛或不适的方法。

中医操作里面也有一个类似于“封闭”的东西，我们称之为穴位注射，又称水针，是一种中西医结合的新疗法，它是根据所患疾病，选用相应的腧穴和药物，将药物注入腧穴内，通过针刺与药物的双重作用，来达到治疗疾病的目的。一方面，针刺和药物作用直接刺激了经络线上的穴位，产生一定疗效；另一方面，穴位注射后，药物在穴位处存留的时间较长，可增强与延长穴位的治疗效能，并使之沿经络循行以疏通经气，直达相应的病理组织器官，充分发挥穴位和药物的共同治疗作用，产生出更大的疗效。

穴位注射被广泛应用于中医治疗中，凡针灸所适应的病症，大部分可采用穴位注射治疗（图 2–9），它对运动系统、

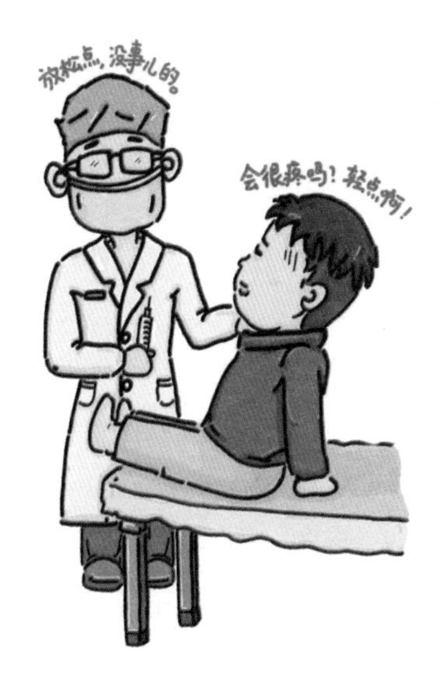

图 2–9　穴位注射治疗

神经系统、呼吸系统、循环系统、消化系统、泌尿系统等均有疗效。例如，肩周炎、颈椎病、腰腿痛、头痛、痛经、慢性萎缩性胃炎、慢性支气管炎等都可采用穴位注射法，作用比单纯的针灸或药物治疗更明显。凡是可供肌内注射用的药物，都可供穴位注射用。

总之，不同的药物、不同的给药途径，可以起到不一样的治疗作用。比如，疼痛剧烈的急性病症，可以给予曲安奈德、利多卡因等消炎止痛药，以消除局部炎性水肿，促进炎症吸收，并缓解肌肉痉挛。对有粘连的慢性病灶可选用活血化瘀、理气止痛之药，以消除粘连，软坚散结，去瘀生新，改善组织代谢和缓解疼痛多种作用。合理的选用封闭疗法和穴位注射疗法，可以起到事半功倍的疗效。

第三十三节　肩膀疼痛，为什么晚上会加重?

对于肩痛患者来说，往往会感觉到晚上睡觉的时候肩部是疼痛难忍，完全比白天的症状严重多了，那么，这是为什么呢?

在古代由于科学落后，人们无法解释的问题，往往就被迷信的外衣所笼罩。但即使在那样的时代，皇甫谧仍然用医学的观点解释了这一现象。在一年之中，阴阳之气的此消彼长有着一定的规律，春天阳气始生；夏天阳气最盛；秋天则阳气消散，阴气渐起；冬天则阳气全无，阴气最盛。这是自然的规律。而一天也可以分为四时，早晨为春，中午为夏，傍晚为秋，深夜则为冬。一天之际在于晨，所以早上人们的感觉往往清爽异常。而中午阳气如夏天般旺盛，人体的阳气也随之旺盛；阳气繁盛，病邪就不易侵入人体，对于有病的人来说，病情也就比较稳定。到了傍晚，阳气渐渐散去，病邪也就有了可乘之机，而本身潜伏在体内的病症，也开始随着阳气下降而开始活跃。到了半夜时分，阳气完全闭藏，阴气最盛，失去了阳气的控制，半夜自然会是疾病和死亡的高发时间。

现代医学研究认为，白天我们有进行运动，肩关节血液循环好，血流畅通，通则不痛，对于肩周炎是有缓解作用的，所以不会表现得很明显。到了晚上休息的时候，精神过度集中到疼痛的地方，再加上炎症的刺激及充血等，对于肩周炎的刺激就更大了。还有其他神经调节方面的，炎症的刺激、充血、血流瘀滞等使局部炎性产物积聚滞留。当夜晚休息时，骨骼肌处于静息状态，其中小血管平滑肌紧张性较高，血流阻力较大，血流量较白天更少（使体内血液营养集中供应心、脑、肝、肾等重要脏器，以保障其功能活动）。当病变的肩关节炎症区供血量更少时，炎症的代谢产物不能被迅速运走和稀释、分解，在局部越聚浓度越高，对痛觉神经的刺激也越强。同时，由于这些代谢产物的浓度增高，使局部肿胀瘀滞也越重，牵张压迫也越强烈，所以夜晚时，病变区疼痛会加重。

第三十四节 应对贴膏药过敏的妙招

日常生活当中，难免会出现关节痛、扭伤、落枕等，很多时候贴个膏药就能得到缓解，可是有的人一贴膏药就出现皮肤发红、瘙痒，有的皮肤上还会出疹子，遇到这种情况，我们该如何应对呢？

首先应及时去除膏药，脱离过敏原，其次可用清水彻底清洗皮肤敷药部位，防止残余药物在皮肤上的留存，避免更多的致敏物进入人体，从而加重过敏反应，症状较轻者多能自行缓解，如症状较重在行上述治疗后无明显好转或进行性加重，应尽快去医院并寻求专业的皮肤科医师诊治。

日常生活中使用粘贴的膏药时，也应注意以下问题。

1. 贴膏药之前清理皮肤

在贴敷膏药前，应将局部皮肤清理干净。若皮肤潮湿，会加速药物的析出，增大过敏的概率。若毛发旺盛者，应清理毛发，以免影响药效，撕下时疼痛。

2. 贴膏药不要超过 24 小时

很多人贴了膏药舍不得扔，恨不得贴到粘不住。但是贴膏药的时间最好不要超过 24 小时。因为时间长了，不仅膏药的药效已经消失，同时长时间的附着也有损皮肤、增加皮肤过敏发生的风险。

3. 购买正规膏药

到正规医院或药房购买具有药品准字号的膏药，有些正规医院的自制膏药也可以使用，谨慎购买各类“祖传膏药”。

第三十五节　老年人晨起膝关节僵硬，中医有奇招！

膝骨关节炎是一种慢性病，发病缓慢，初期多见膝关节隐隐作痛，逐步进展可合并关节畸形、活动受限，除常见症状外，多数患者一般晨起后膝关节会僵硬及有黏着感，而且平时关节活动时会有“摩擦音”。

“人老先老腿”，据统计，在我国，膝骨关节炎患病率高达 15.6%，并随着年龄增长而升高，在 50 岁以上人群中，膝骨关节炎患病率正在以 10 年为单位成倍增长。

根据膝关节僵硬的发病特点、进展过程及病情轻重，分为急性期、缓解期和恢复期。急性期以身体功能与结构水平的障碍为主，临床以疼痛、肿胀、活动困难为主要表现。此期患者多表现为剧烈疼痛，关节周围软组织肿胀、瘀血，伤处肌肉痉挛。缓解期以活动水平障碍为主，临床上虽然疼痛及活动困难依然存在，但主要的功能障碍以日常生活活动能力障碍为更突出的表现。此期患者疼痛、肿胀明显减轻，膝关节活动范围可能会有一定改善，但坐起、行走、上下楼梯、下蹲等日常活动功能障碍明显，同时患肢肌力有一定程度的下降并可能伴有肌肉萎缩。恢复期，此期患者膝关节活动度较前期明显改善，患肢肌力恢复至损伤前的水平，内、外固定可能已经去除，但是参与日常生活较为复杂的运动时仍不能够很好地完成指定的任务。

中医辨证将该疾病具体分为瘀血阻滞、阳虚寒凝、肾虚髓亏证；治疗上结合现代医学优势，因人、因地、因时制宜。

一、手法治疗

1. 急性期

患者仰卧位，在膝关节周围行轻柔的向心性推揉；以轻柔的按揉法和弹拨法交替施于足三里、阳陵泉、丰隆、髀关、伏兔、血海、承山等穴（注意避免引起膝关节的活动），时间 10 分钟。

2. 缓解期

治疗前给膝关节局部进行 20 分钟的热疗，可以选择微波、短波、磁震热、红外、中药熏蒸等方法中的一种；治疗后冰敷 15 分钟。

（1）仰卧位，先以㨰法施于大腿股四头肌部；按揉和提拿髌骨 5 ~ 10 次；按揉内外膝眼、鹤顶、阳陵泉、梁丘等穴。

（2）坐位，屈膝 90° 或能达到的最大角度拔伸膝关节 30 ~ 60 秒；对膝关节功能运动受限的方向采用前后和 / 或后前滑动等方式 5 ~ 10 次；膝关节伸屈肌最大收缩 5 ~ 10 次；伸直受限者可采取仰卧位伸膝（屈曲受限者俯卧位屈膝关节），于最大限度时停留 10 ~ 30 秒。

（3）俯卧位，以滚法施于腘窝与小腿后侧，按揉和弹拨委中、承山穴。

（4）仰卧位，滚法或按揉放松股四头肌及膝周软组织；在患者忍受范围内进行屈膝摇法，配合膝关节的伸屈、内外旋等被动活动。

二、运动疗法

1. 急性期

股四头肌等长收缩训练、臀中肌训练、踝泵训练、直腿抬高训练，20 次 / 组，3 ~ 5 组 / 天。以患者耐受为度。

2. 缓解期

（1）肌力训练：包括膝关节和下肢其他关节活动肌群的肌力训练，每组 10 次，每天 3 组。

（2）步行训练：可在平地或跑步机平台上进行缓慢的步行训练，每次 10 ~ 20 分钟。

（3）下蹲训练：将治疗带缠绕在患者胫骨近端，并将治疗带另一端固定。患者尽可能的下蹲，每组 10 次，每日 5 组。

3. 恢复期

（1）肌力训练：包括膝关节和下肢其他关节活动肌群的

肌力训练，每组 10 次，每日 3 组。

（2）本体感觉训练：利用动态平衡仪或动态平衡板进行训练，时间 20 分钟，以患者耐受为主。

（3）功法训练：进行易筋经的马档式、韦驮献杵三势、出爪亮翅势等。每日 2 ～ 3 次，每次 5 ～ 10 分钟。

（4）日常功能训练：根据患者生活、学习和工作的需要，设计相应的动作来训练，如步行训练、下蹲训练、跑步训练、跳起训练等，每次 10 个，每日 3 组。

三、膝关节持续被动运动（CPM）

急性期和缓解期采用膝关节被动训练器在患膝关节活动范围内行持续被动运动，时间 20 分钟。

四、中药熏蒸疗法

1. 急性期

不采用。

2. 缓解期

此期患者以瘀血阻滞为主，中药熏蒸以活血祛瘀为主，方以活血舒筋汤加减，时间 20 分钟。

3. 恢复期

此期患者以肾虚髓亏、阳虚寒凝为主，中药熏蒸以补益肝肾、温阳散寒为主，方以独活寄生汤加减，时间 20 分钟。

五、穴位电刺激

采用低频电刺激治疗仪，并安置两对电极贴片（髀关→梁丘，足三里→丰隆），以患者耐受为度，每次 20 分钟（如有金属内固定注意避让）。

六、针灸疗法

1. 急性期

取伏兔、髀关、三阴交、太冲，用泻法，时间 20 分钟。

2. 缓解期

取内膝眼、外膝眼、足三里、阳陵泉、阿是穴，用平补平泻法；配合红外照射治疗，时间 20 分钟，以皮肤潮红为宜，患者忍受范围之内。

第三十六节　膝痹病的中医病因病机

膝关节骨性关节炎又可称为膝骨关节病、膝退行性骨关节炎，是中年以后最常见的慢性疾病。本病多发于中老年人群，膝关节骨性关节炎患者可出现局部关节疼痛，肌肉麻木，关节僵硬、活动受限，甚至关节畸形等的临床表现，使关节功能受到严重影响。

中医学的古籍文献中并没有“膝关节骨性关节炎”的说法，但是，我们根据膝关节骨性关节炎的病位、疾病的临床表现等特点，可以将它归属于“膝痹病”的范畴。

《素问·痹论》中介绍了痹证的病因病机。《备急千金要方》提出骨痹为“以冬遇病”，表明寒湿之邪是本病的主要病因。严用和在《济生方》中提出：“骨痹之为病……其状骨重不可举，不遂而痛且胀……”结合相关古代文献，骨痹的主要症状是骨节沉重不利，骨重不举，骨肿胀，严重的甚至表现为关节僵直。

《素问·痹论》当中最早论述了本病的病因病机是“风寒湿三气合而致病”，肝肾精血亏虚，骨枯髓坚，血虚失养，诸多原因最后导致关节疼痛不利。膝关节骨性关节炎的病因根本在于肝肾亏损，本病的患者，是由于长期的劳损加上外邪侵袭而引起的，即病因交杂而致病。痹证的产生是内外因合而为病的结果，不是单纯哪一种因素的作用。

年老体弱、正气亏虚、起居无常，再复感外邪，几种因素合力作用而发病。痹证的发病也是由浅入深，逐步渐进的，一开始可能是侵袭肌表皮毛，反复感受邪气则可能就深入骨骼脏腑而发病。总体归纳来讲，本病可以看作为一个本虚标实的病机，在症状的表现上可能有因人而异的侧重不同，但根本病机是不变的。

治疗上强调整体论治与辨证施治相结合；中药治疗痹证的主要机制在于扶正与祛邪结合，一方面补肝肾以强筋骨来扶助正气；另一方面注重使用一些祛风通络、温阳散寒、活血祛瘀之品，两相结合，标本兼治。在临床使用中药治疗本病时，要根据患者的个体差异，辨证施治，对于痹证也有不同的分型。针灸在痹证治疗中发挥了巨大作用，尤其是针对膝关节骨性关节炎。

针灸治疗的手段是多种多样的，临床疗效明显。在使用针灸治疗膝关节骨性关节炎的手段中，采用普通毫针刺、火针、温针灸、小针刀等手段治疗的临床研究有很多，研究结果表明，针灸的治疗对于本病确有疗效，并在临床试验研究中也有对于诸多相关手段的疗效对比。

第三十七节　关节感染了，除了使用抗生素，中医能干什么？

感染最早可出现于术后两周左右，也有晚至几年才出现的。早期主要表现为关节肿胀、疼痛和发热，疼痛在夜间更甚，为深部持续剧痛或跳痛。晚期感染症状不剧烈，部分患者有发热，但功能障碍会逐渐加剧，患处皮肤窦道形成并有渗出液。

关节置换术后感染是指人工关节置换（主要指髋、膝关节置换）术后出现病原微生物感染，引起关节疼痛、红肿、关节假体松动等一系列表现的疾病。

单纯使用抗生素不能消除假体周围深部感染，而且一般情况下预后不佳。仅适用于老年患者及身体条件差无法耐受再次手术，假体无松动，细菌培养对多种抗生素敏感，且发生在置换术后的最初 2 ~ 3 周内的感染。

中医仙方活命饮治疗关节感染疗效显著，本方出自《校注妇人良方》，为清热剂。具有清热解毒，消肿溃坚，活血止痛之功效。主治阳证痈疡肿毒初起证。症见红肿焮痛，或身热凛寒，苔薄白或黄，脉数有力。临床上用于治疗化脓性炎症，如关节术后感染、蜂窝织炎、化脓性扁桃体炎、乳腺炎、脓疱疮、疖肿、深部脓肿等属阳证、实证者。本方是治疗热毒痈肿的常用方，前人云："此疡门开手攻毒之第一方也"，凡痈肿初起属于阳证者均可运用。临床应用以局部红肿痛，甚则伴有身热凛寒，脉数有力为辨证要点。红肿痛甚，热毒重者，可加蒲公英、连翘、紫花地丁、野菊花等以加强清热解毒之力；便秘者，加大黄以泻热通便；血热盛者加丹皮以凉血；气虚者加黄芪以补气；不善饮酒者可用酒水各半或用清水煎服。此外，还可以根据疮疡肿毒所在部位的不同，适当加入引经药，以使药力直达病所。本方除煎煮取汁内服外，药渣可捣烂外敷。

第三十八节　传说中的"鹤膝风"，到底是什么病？

鹤膝风在中医指结核性关节炎。患者膝关节肿大，像仙鹤的膝部。以膝关节肿大疼痛，而股胫的肌肉消瘦为特征，形如鹤膝，故名鹤膝风。病由肾阴亏损，寒湿侵袭下肢、流注关节所致。大多由“历节风”发展而成。

一、症状

鹤膝风病后膝关节肿大变形，股胫变细，形如鹤膝者。该病多由经络气血亏损，风邪外袭，阴寒凝滞而成，致肌肉日瘦，肢体挛痛，久则膝大而腿细，如鹤之膝。亦名鹤游风、游膝风、鹤节、膝眼风、膝疡、鼓槌风等（见《外科心法》卷五）。

本病是一种慢性消耗性疾病，统属于中医“痹病”的范畴。

本病相当于西医的骨结核、化脓性关节炎、骨膜炎，以及其他以关节肿大、积水、变形为特征的关节疾病。

二、病因病机

鹤膝风起于禀赋体虚、调摄失宜、足三阴亏损，风邪外袭，阴寒凝滞，湿热壅阻，或湿流关节。因其禀赋不足、三阴亏损、督脉经虚、风寒湿邪结于经络、血脉不流，而导致筋缩而股瘦。或因邪蕴化热，则湿热流注关节，引起关节红肿热痛、屈伸不利。若失治或误治则邪陷深变，成为肿疡化腐证。

妇人可由胎产经行失调，或郁怒亏损引起。

小儿多因先天所禀，肾气虚弱，阴寒凝居于腰膝引起。或因病后脚痛瘫弱，不能行履，膝肿大而胫枯。

本病虽发于膝、肘关节局部，但局部病变往往影响到全身。早期不甚明显，在中晚期尤为明显。因其属于慢性消耗性疾病，病久必损及阴阳：偏阳则可发展为阳虚阴疽，偏于阴则可发展为肝肾阴虚证。

三、诊断

（1）青少年罹患较多，性别上无差异，起病较缓慢呈进行性、消耗性疾患。

（2）全身症状可有发热或低热，午后潮热，五心烦热，形体消瘦乏力，食欲减退，盗汗等，舌淡红或淡，苔薄或薄腻，脉细数或滑数。

（3）关节症状以膝关节为多见，其次是肘关节，甚则可影响到髋关节活动。关节局部肿、红、热、痛，逐渐至关节变形，活动受限，关节附近肌肉萎缩，跛行。单侧或双侧均可发生。

（4）X线检查：关节周围软组织肿胀，或关节间隙增宽，随着病变变化可出现骨质疏松，软骨破坏，直至关节间隙狭窄，骨皮质破坏，严重者骨坏死及死骨形成。恢复期见不规则的骨硬化，甚至出现纤维性或骨性关节强直。

（5）实验室检查：血沉加快，白细胞升高，中性粒细胞增高或正常。红细胞、血红蛋白偏低。有结核可疑或有接触史者，应做OT试验，有助于诊断。

本病以关节症状为主，结合全身症状，参以实验室及X线检查，本病不难确诊。

第三十九节　得了腱鞘炎，针刀显神威？

一、什么是腱鞘炎？

腱鞘就是套在肌腱外面的双层套管样密闭的滑膜管，是保护肌腱的滑液鞘。它分两层包绕着肌腱，两层之间有一空腔即滑液腔，内有腱鞘滑液。内层与肌腱紧密相贴，外层衬于腱纤维鞘里面，共同与骨面结合，具有固定、保护和润滑肌腱，使其免受摩擦或压迫的作用。肌腱长期在此过度摩擦，即可发生肌腱和腱鞘的损伤性炎症，引起肿胀，称为腱鞘炎。若不治疗，便有可能发展成永久性活动不便。

二、什么是小针刀？

小针刀是由金属材料做成的在形状上似针又似刀的一种针灸用具。是在古代九针中的针、锋针等基础上，结合现代医学外科用手术刀而发展形成的，是与软组织松解手术有机结合的产物，已有十多年的历史，且近几年有进一步发展的趋势，并为世人所重视。

小针刀疗法是一种介于手术方法和非手术疗法之间的闭合性松解术，是在切开性手术方法的基础上结合针刺方法形成的。小针刀疗法操作的特点是在治疗部位刺入深部到病变处进行轻松的切割，剥离有害的组织，以达到止痛祛病的目的。其适应证主要是软组织损伤性病变和骨关节病变。小针刀疗法的优点是治疗过程操作简单，不受任何环境和条件的限制。治疗时切口小，不用缝合，对人体组织的损伤也小，且不易引起感染，无不良反应，患者也无明显痛苦和恐惧感，术后无须休息，治疗时间短，疗程短，患者易于接受。

疗法原理：小针刀疗法是在中医理论指导下，吸收现代西医及自然科学成果，再加以创造而成的医学新技术。具有疗效好、见效快、疗程短、无毒副作用、适应范围广等优点，是一种深受广大患者欢迎的治疗方法。

小针刀疗法是朱汉章教授在中医理论指导下借鉴西医外科手术原理以小针刀为主要治疗手段而创立的一门医学新技术。2004 年 12 月教育部组织的鉴定会结论为：小针刀医学在理论、技术、器械等方面具有原创性，特别在临床治疗方面达到了国际领先水平，著名骨科专家尚天裕教授评价为：“针刀医学是熔中西医学于一炉的新学科，既有中医的长处、又有西医的优点” 。

在理论方面，小针刀医学以中医理论为指导结合现代科学，借鉴外科手术原理并加以创新，形成了闭合性手术的理论、慢性软组织损伤病因病理学的新理论、骨质增生新的病因学理论等，对临床治疗有重要指导意义，提高了疗效，由于小针刀医学在病因学基础研究方面有所突破，所以在内、妇、儿、皮等科也得到广泛应用。

第四十节　寸步难行，跟痛症的中医治疗

跟痛症是指足跟跖面疼痛，步行或站立时疼痛加重，肥胖者多见，常见于中老年人，特别是45 ~ 60岁发病最多。临床主要以单足或双足跟部在站立或行走时疼痛为主要特征，给日常生活带来极大的影响。

跟痛症不是一个单独的疾病，它是指各种足跟部疾病引起的一种症状，由骨本身及周围软组织疾患所产生。常见的有五种类型：①足跟脂肪垫炎：跟垫发炎，跟骨跖面疼痛、肿胀，足跟负重区内侧压痛，部分高龄患者局部可触及纤维索块。②跟部滑囊炎：跟骨下、跟骨后、跟腱后滑囊发炎，局部疼痛、肿胀、压痛、感染可引起。③跟腱周围炎：跟腱区疼痛肿胀、压痛、摩擦感，炎症波及腱鞘可出现轹轧音，踝关节背屈、跖屈可加重疼痛。④跖腱膜炎：跟下或足疼痛，足底紧张感，跟骨关节前缘压痛，牵扯跖腱膜，可使疼痛加重。⑤跟骨刺：跟骨刺是X线片象，足跟痛的原因不一定是骨刺本身引起的，而是以跖腱膜与跟腱附着处的慢性炎

症为病理基础，以晨起疼痛较重，稍活动后疼痛减轻，行走过久疼痛加重，跟骨跖面跟骨结节处有压痛的特征。跟痛症的发病部位不同，足跟疼痛的症状具有共性。

《诸病源论》称足跟痛为“脚跟颓”。书云：“脚跟颓者脚跟忽痛，不得着也，世俗呼为脚跟颓。”《丹溪心法》及后世医家都称为“足跟痛”。足跟部为经之所主，足少阴经起于足下趾，斜行足心，至内踝后，下入足跟。足跟处乃阴阳二跷发源之所，阳跷脉、阴跷脉均起于足跟，阳跷脉、阴跷脉各主人体左右之阴阳，肾为人体阴阳之根本，藏精主骨生髓，因此足跟痛与人体肾阴、肾阳的虚衰密切相关，是跟痛症多发于中、老年人的原因所在。在肾虚的基础上可夹有寒湿或湿热。足居下，而多受湿，虚则正气不足，寒湿之邪，乘虚外侵，凝滞于下，湿郁成热，湿热相搏，致经脉郁滞，瘀血内阻，其痛作矣或足部有所伤，亦可致瘀血内阻。故跟痛症其病，以虚为本，瘀滞为标，外邪多为寒湿凝聚。

对于跟痛症的治疗，采取益肾活血法，并施行全身用药与局部用药相结合的方法。跟痛症患者以肾虚为多，所以全身用药重在益肾。《张氏医通》云：“肾藏精阴虚者，则足胫热而足跟痛，六味丸加龟板、肉桂，阳虚者，则不能久立，而足跟痛八味丸，挟湿者，必重著而肿，肥人，湿痰流注。凡下部痛，多用药酒，殊不知病甚于冬者，为寒湿，故宜用药，若春夏甚而秋冬减者，此属湿热，若用药酒，是反助其湿也。”跟痛症中足跟垫脂肪炎，以高龄患者居多，多以阳不足为特征。患者足跟冷痛，自觉无足垫，犹如骨头直接踏地，不能久站、久蹲，此乃老年人跟垫萎缩、变薄所致。临床用右归丸治疗，治疗宜温补肾阳，填精补血，以收培补中阳之效，兼寒湿者加桂心，以温通血脉祛寒，加独活、木瓜，以除下部寒湿。跟部滑囊炎、跖腱膜炎、跟腱周围炎及跟骨刺，可表现为偏肾阴虚或阳虚，偏阴虚者用六味丸加龟板、肉桂、黄柏，偏阳虚者用八味丸。治疗中必须阴阳互补，阴中求阳，阳中求阴。跟痛症的五个类型均以足跟痛为共性，其特点为痛有定处，固定不移，病因为足部经脉和瘀血阻滞，不通则痛所致。可予活血通络为法，予以赤芍、泽兰、紫荆皮等药外敷治疗跟痛症，用其外敷，可取消瘀止痛、直达病所之效。寒湿偏重者用酒调消瘀膏；湿热偏盛者用醋调消瘀膏。这种内服外敷相结合的治疗方法，有利于培补肾阴肾阳，消瘀止痛，具有较好的临床疗效。

第四十一节　十大补钙食物排名

钙是什么?

钙是人体不可短缺的营养元素之一，从骨骼形成、肌肉收缩、心脏跳动、神经及大脑的思维活动，直至人体的生长发育、消除疲劳、健脑益智和延缓衰老等方面，都起着重要的作用。人体内的钙在不断地流失和不断补充中达到平衡，当钙的沉积大大超出钙的流失才能正常生长发育。如果钙沉积速度过慢，没有达到钙的流失速度就会引起骨质疏松，骨骼变形，生长发育缓慢甚至停滞，引起佝偻病（O形、X形腿、方颅、鸡胸等症状），所以人体是需要一直补充钙质的。

日常生活中人体外部摄取的钙的来源大致分为以下两类。①丰富来源：海参、虾皮、干酪、牛奶、酸奶、豆类及豆制品、芥菜、萝卜缨、金针菜等。②良好来源：紫菜、油菜、香菜、苋菜、海带、炼乳、杏仁、鱼子酱、带有软骨的可食骨鱼。

以下是生活中较为常见的十种含钙较高的食物（图2-10）。

1. 芝麻酱

每100 g芝麻酱中的钙含量为1057 mg。芝麻酱中含钙量比蔬菜和豆类都高得多，经常食用对骨骼、牙齿的发育都大有益处（不要与菠菜等蔬菜共食，否则与蔬菜中的草酸或可溶性草酸盐发生复分解反应生成草酸钙沉淀影响钙的吸收）。

2. 虾皮

100 g虾皮中的含钙量为991 mg。其肉质松软，易消化，对身体虚弱及病后需要调养的人是极好的食物。老年人常食虾皮，可预防自身因缺钙所致的骨质疏松症；老年人的饭菜里放一些虾皮，对提高食欲和增强体质都很有好处。

3. 牛奶

牛奶是人体钙的最佳来源，钙含量约120 mg/100 mL，是我们补钙的最佳奶类。100 mL全脂牛奶含钙量为676 mg，因为牛奶的摄取方便，因此牛奶成为补钙的首选食物。

4. 奶酪

奶制品是食物补钙的最佳选择，奶酪正是含钙较多的奶制品，而且这些钙很容易吸收。每100 g奶酪中的钙含量为659 mg，钙含量丰富。

5. 芥菜

除了奶制品、虾皮这类常见的补钙圣品外，其实蔬菜的钙含量也是很高的。每100 g芥菜的钙含量为294 mg。

6. 海参

海参含钙量丰富，每100 mg海参的含钙量为285 mg，另外其营养价值丰富。海参含胆固醇极低，为一种典型的高蛋白、低脂肪、低胆固醇食物。加上其肉质细嫩，易于消化，所以，非常适宜于老年人、儿童及体质虚弱的人食用。

7. 紫菜

紫菜营养丰富，含碘量很高，可用于治疗因缺碘引起的“甲状腺肿大”。但是也不可忽略它的补钙能力，每100 g紫菜钙含量为264 mg。紫菜还富含胆碱和钙、铁，能增强记忆，治疗妇幼贫血、促进骨骼、牙齿的生长和保健。

8. 黑木耳

黑木耳是降血压的良品，其实除了降血压功效外，它的补钙能力也很强。每 100 g 黑木耳的钙含量为 247 mg。黑木耳能减少血液凝块，预防血栓等病的发生，有防治动脉粥样硬化和冠心病的作用。它含有抗肿瘤活性物质，能增强机体免疫力，经常食用可防癌抗癌。

9. 海带

海带的含钙量丰富是常被人忽视的，其实每 100 g 海带的钙含量为 241 mg。

10. 黑豆

黑豆的钙含量也是很丰富的，比平常的黄豆含量还高，每 100 g 黑豆的钙含量为 224 mg。

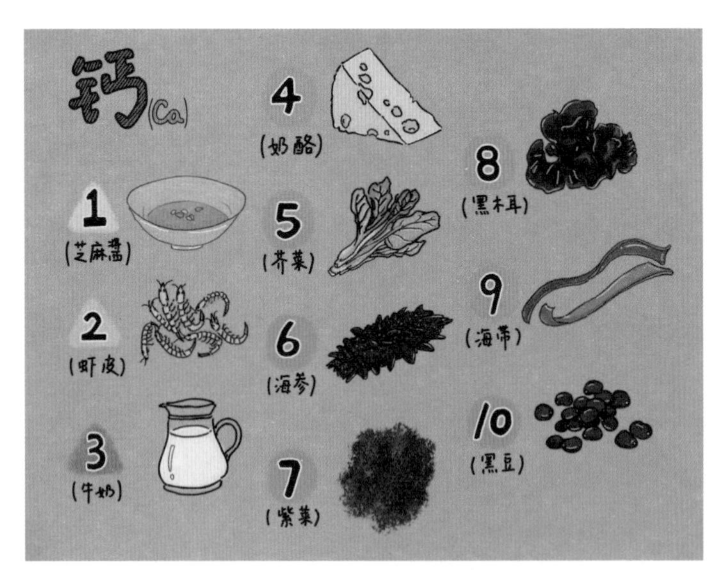

图 2-10　常见的 10 种含钙较高的食物

第四十二节　八段锦，老祖宗留给我们的瑰宝！

经络不畅，则百病丛生。如何打通经络，使气血十足呢？中医以气血为核心，特别以气为根本，八段锦则应运而生。它是用来调理脏腑气血、恢复代谢功能、强身健体的一种体操，历来深受人们所喜爱，被比作精美的锦，共八段动作，故名八段锦。

老祖宗的养生操，越练越养人。

4000 ~ 5000 年前，中原大地洪水泛滥，百姓深受雨水潮湿的侵害，筋骨瑟缩，气血郁滞。有贤能者便发明了“舞”，用来摆脱这些病痛，这种祛病健身的“舞”后来就演变成导引术。八段锦的起源就可以追溯到远古时代的导引术，老祖宗们非常注重养生，和现代人一样编排体操和舞蹈一样，八段锦其实就是由八个动作组成的一套古人的“养生体操”。这套操的最特别之处就在于通过“调身”“调息”“调心”，疏通人体经络，调节脏腑机能，改善人们的不良心理状态，保证人体气血畅通，达到强健机体、防病治病、延年益寿的目的。

八段锦的好处，可以说是从头到脚、从内到外的，可形神兼养，缓解焦虑。八段锦平稳的动作有助于精神汇聚，增强代入感，将身体姿态与精神感知巧妙结合，不仅对肢体进行运动，同时也能放松心情，缓解焦虑，疏经通络，调理脏腑。八段锦每式动作的设计编排都对应某个脏腑或某种病症的治疗需要，有疏通经络、畅通气血的作用；在八段锦练习中，内脏器官会得到柔和的按摩，各个器官的机能得到提升，内脏神经调节功能得到改善。调节呼吸，改善血脂。八段锦能改善吸困难程度，延缓一些患者的肺功能下降速度，如帮助慢阻肺患者进行呼吸锻炼；还有研究表明，八段锦运动锻炼可降低糖尿病患者的血糖值，且对血脂有改善作用。

第一式　两手托天理三焦
第二式　左右开弓似射雕
第三式　调理脾胃须单举
第四式　五劳七伤往后瞧
第五式　摇头摆尾去心火
第六式　两手攀足固肾腰
第七式　攒拳怒目增气力
第八式　背后七颠百病消

第四十三节　多关节疼痛就一定是风湿吗？

相信大家身边都有过类似情况，只要关节疼痛就会说是风湿，特别是家里的老人长辈不管肩关节还是膝关节又或者指关节疼痛都说是风湿病，今天我们针对全身多处关节疼痛来给大家详细介绍一下到底是怎么回事。一般全身多关节疼痛最常见的是痛风性关节炎、风湿性关节炎。要想知道二者的区别，我们有必要将两种关节病进行鉴别。

1. 痛风性关节炎

“痛风”是一个遗传性疾病，有家族史，近年来发病率有所增长，为嘌呤代谢紊乱所引起的以关节、结缔组织和肾脏的炎性变化为主的代谢性疾病。当吃含嘌呤多的饮食，如动物内脏、沙丁鱼、酵母、烟、酒等，高尿酸在血液和组织内积聚易形成痛风石，多见趾骨关节周围，亦可形成肾结石等。这是因为当体内嘌呤代谢产物尿酸产生过多，超过肾脏排泄能力时，尿酸即在血液及组织内积聚，形成“痛风”。在急性发作期常表现关节疼痛、红肿，很易误诊为“风湿”性关节炎。痛风几乎见于40岁以上的男性，常表现夜间突然发作剧烈疼痛，多以急性关节炎，呈红、肿、痛开始，72小时达到顶峰，一两周可自行消失，数年再发作。

2. 风湿性关节炎

风湿性关节炎分为急性风湿性关节炎和类风湿性关节炎，急性风湿性关节炎是与链球菌感染有关的变态反应性疾病。多见于青少年，多发作于关节受风湿之后，常表现在大关节，如膝盖、踝、肘、腕等关节的游走性关节炎。类风湿性关节炎是一种以关节病变为主的慢性全身性的自身免疫性疾病。其有遗传性，是一个慢性顽症，病因不清楚，与多种综合因素作用相关。不及时治疗几乎所有内脏器官都会受累：全关节可发生破坏性病变，引起关节慢慢变畸形、强直，双手呈鸡爪状、功能丧失，甚至瘫痪，骨和骨骼肌萎缩，还常常伴有关节外的症状，化验可见类风湿因子阳性。

第四十四节　艾灸对关节疼痛的治疗效果

艾灸是外治法，属于中国传统特色疗法之一，使用艾条或者艾绒熏蒸体表相应的腧穴，达到疏通经络、调理脏腑、平衡阴阳的作用。将艾条点燃，通过温热的刺激，改善局部的血液循环。艾灸可使药性透过人体到达经络，从而起到扶正祛邪、平衡阴阳的目的。艾灸分为直接灸和间接灸，直接灸又分为艾条灸、艾炷灸等。间接灸分为隔盐灸、隔附子饼灸等。选择艾灸的方法根据患者疾病的不同，选择不同的方法。

艾灸对风寒型膝关节疼痛有很好的治疗效果。艾灸主要有温经散寒、消瘀散结、防病保健的作用，而膝关节局部血液循环比较少，通常情况下局部发凉。另外，在活动的时候膝关节容易受风，所以膝关节的疼痛主要以风寒为主，用艾灸的方式可以达到很好的治疗疼痛的目的。选用的穴位以血海、犊鼻、阳陵泉、阴陵泉、足三里及鹤顶为主，局部熏3～5分钟，如果感觉发烫，换一个穴位继续熏3～5分钟，以局部微红为度，这样效果比较好。

判断肩关节疼痛是否可以艾灸，应当根据引起肩关节疼痛的病因而定。如果肩关节疼痛为外伤损伤所导致，在急性期时不适合进行艾灸。因为艾灸能够起到活血化瘀的作用，可能会导致出血与肿胀的症状持续加重，也会影响肩部损伤的恢复。在急性期过后可以进行艾灸。

如果是肩周炎或者是慢性损伤所导致的肩关节疼痛，可以使用艾灸的方法进行治疗。但是，在治疗的过程当中也要注意艾灸的使用方法，避免对皮肤造成烫伤。在艾灸以后也要注意肩部的保暖，避免受风受凉，防止症状加重。

其实大部分类型的关节痛，如扭挫伤所引起的关节痛，或是骨性关节炎，或类风湿性关节炎所引起的关节痛，艾灸是有效果的，因为艾灸它是一个热力治疗，它可以起到一个活血化瘀、消肿止痛及缓解疼痛的一个效果。但是，有一些特殊类型的关节痛，如说像痛风性的关节炎，或者是化脓性关节炎所引起的关节痛，因为它本身就有一个红肿，这种情况是不适合艾灸的，这个需要特别的注意。

第三章

创伤养骨通筋中医有良药

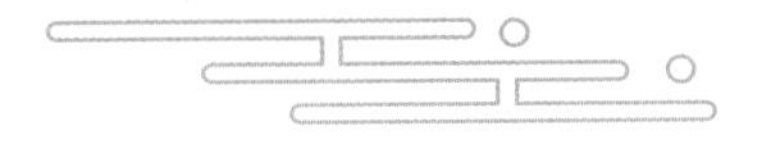

第一节　普通一树皮，千年接骨神器

在人类生存、发展的过程中伴随着各种伤病，人类在生活劳动实践中探索积累治伤经验。公元前一千余年《周礼》就记载有掌肿疡、溃疡、折疡之疡医。《礼记·月令孟秋》记有“皮曰伤，肉曰创，骨曰折”。晋代葛洪《肘后救急方》首先记载有夹板固定骨折的方法。元代危亦林《世医德效方》记载有用杉树皮制作小夹板外固定骨折断端的方法。在医学不发达的古代，实践中积累出行之有效的小夹板固定骨折的方法，传至今日，亦广泛应用。

杉树皮为江南常见常绿乔木杉树的树皮，杉树生长快，10年可成才，杉树皮主要由纤维素、木质素、杉松节构成。杉树皮含有挥发油，油的主要成分有雪松醇、松油醇等。经研究有抗菌消肿效果，杉树皮具有良好的弹性与韧性，能使其在弯曲时不易发生折断与变形，能承受肌肉舒张收缩时所产生的压力，伴随肌肉舒缩所产生的变化形成弹性固定。

一、小夹板固定的优点

（1）具有重量轻，简便舒适，便于敷药、涂药，便于照片，透气性能好的特点。

（2）与石膏外固定比，杉树皮外固定具有良好的可塑性、硬性、弹性、吸附性、通透性，对骨折断端的剪应力及重力影响小，便于调整及便于观察。

（3）使复位部位更稳定、更匹配、更贴敷。

（4）功能恢复相对更快。

（5）外敷药及汗液对夹板的性能影响不大。

（6）易被 X 线穿透，便于 X 线检查。

（7）取材容易，质地轻便，价廉物美。

二、小夹板的制作

选材一般用 20 年树龄的杉树皮，靠树骨干下端一侧，干燥、无腐烂、不易变形，加百分之二十的牛膏浸用，碾平加压，阴干待加工，塑形前用橡皮胶布在塑形处内外两侧粘好再锤、远端塑形，塑形时不能急于求成，应慢慢地锤，使杉木皮纤维层分，但不能锤断，塑形时应锤成大弧形。夹板两端边缘要修去锐边锐角，使之圆角钝边，要将两端敲锤成向上翘起的刷状绒边，以免损伤皮肤，要敲打预弯，与肢体外形相匹配，以施加固定塑形效果，每块夹板要用棉布套、橡皮胶布或绷带包裹，并与接触肢体面放均匀棉垫。

四肢部位骨折常用四合一夹板，其中 1 ~ 2 块为主夹板，置于有移位倾向侧，其余为辅夹板，较主夹板小、短、窄、薄。协同主夹板进行固定，各夹板间留有 1 ~ 2 cm 空隙，肿胀时可以缓冲部分压力，可以防止胶布、绷带捆扎时与皮肤接触挤压，对皮肤组织造成压伤。主－辅夹板共同构成夹板环，胶布绷带捆扎后产生向心的约束力。固定先紧后松，松紧适宜，原则上 4 天后再适当增加固定力度。

三、小夹板的规格

有超关节夹板与非超关节夹板两类。一般小夹板的长度以不超过骨折处以上的两个关节为准，但需接近上下两关节，以不妨碍关节活动度为佳，若近关节骨折，可以超过临近一个关节。小夹板的宽度：每块夹板宽度为肢体最大周径的 1/6 ~ 1/5，一般为 4 块（图 3–1）。与《仙授理伤续断秘方》记载的“留开皆一缝”相合。

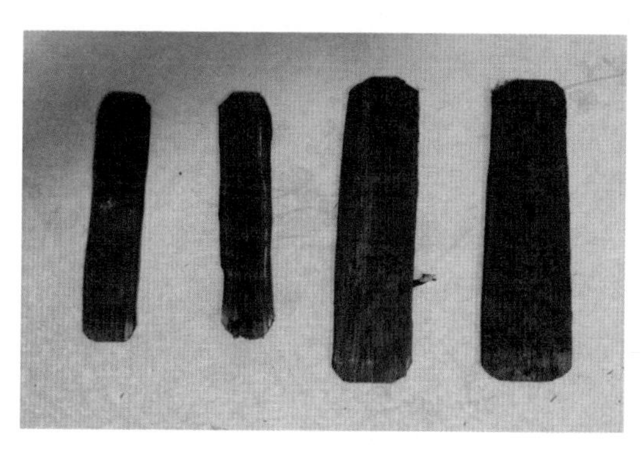

图 3–1　常用的小夹板宽度

四、小夹板的捆扎方法

骨折复位后助手维持牵引，骨突部放棉垫保护，在骨折移位倾向侧采用两点加压、三点加压法放置合适的压垫保护，小夹板捆扎一般采用排列包扎法，用 3 ~ 4 根横带分段捆扎，扎带多用绷带或布带，绕肢体两圈，打活结，横带松紧宜向下可移动 1 cm 为合适，也可用续增包扎法（图 3-2）。

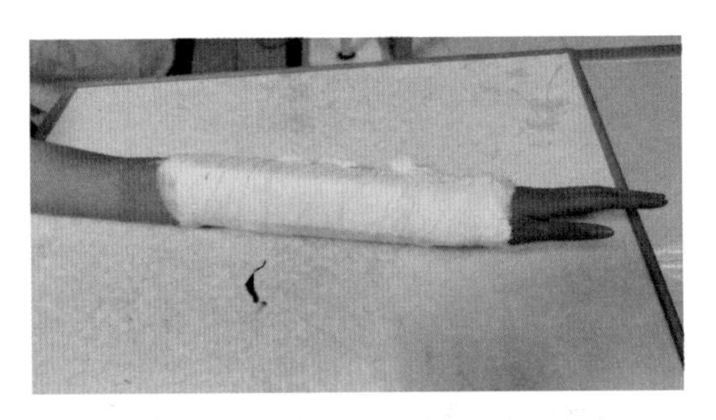

图 3-2　小夹板捆扎法

五、小夹板固定后的注意事项

（1）如有肿胀，予以抬高伤肢以利消肿，可用沙袋垫高伤肢，也可将伤肢安放在牵引架上或外展架上。

（2）密切注意伤肢的血运维持情况，肢端的动脉搏动、皮肤温度、颜色、感觉及肿胀情况，或伤肢的远端活动度，如血运不良时需立即将绷带松解或重新固定。

（3）固定性疼痛点，如压垫部位、小夹板两端，骨突部位，应尽早松开小夹板检查，进行调整固定。

（4）绷带调整时小夹板松紧度，太松就会失去固定作用，太紧易致压迫性溃疡或血运受阻，一周内每天检查至少一次。

（5）骨折段有无移位，2 ~ 3 周内应拍片检查，随时调整。

（6）交代患者本人及家属注意观察，及时就医，复诊。

（7）小夹板固定时间：一般待骨折达到临床骨折愈合标准即可解除固定，一般为 4 ~ 6 周。局部无疼痛、无压痛、无纵向叩击痛、无异常活动、X 线显示骨折线模糊有连续性骨痂通过骨折线。

第二节　中医正骨强在哪？

中医药学包含着中华民族几千年的健康养生理论实践经验，是中华文明的瑰宝，也是打开中华文明的钥匙。中国是四大文明古国之一，数千年来，中华民族在劳动中积累治伤正骨经验，正骨历史悠久，为中华人民健康发挥巨大作用。

中医正骨强在哪？

第一，正骨历史悠久，来源于实践，被千年骨折救治历史证明是行之有效的方法。

第二，有中医的整体思维及辨证论治的理论指导，采用八纲辨证、脏腑辨证、卫气营血辨证、经络辨证。

第三，中医正骨贯彻固定与活动统一（动静结合），骨与软组织并重（筋骨并重），局部与整体兼顾（内外兼治），医疗措施与患者的主观能动性密切配合（医患合作）的治疗原则（四大治疗原则）。《医宗金鉴·正骨心法要旨》归纳的正骨八法：摸、接、端、提、按、摩、推、拿。平乐正骨“整体辨证，手法整复，小夹板固定，内外用药，筋骨并重，动静结合，功能锻炼”是中医正骨流派的杰出代表之一。

第四，中医对手法的研究，很有特色，对外固定方法很讲究，分阶段辨证施治，内外用药很有心得，对功能锻炼很重视。

第五，小夹板的应用是最具特色的，相对于手术更具有“简、便、廉、验”的特点，遵循骨折愈合的规律性，重视血肿肌化成骨的作用，充分利用肌肉收缩的内在动力，发挥“筋束骨”的作用，体现中医治伤正骨的精髓。

第六，功能复位的临床标准，是中医正骨的标准优势，有骨折并发症少、骨折愈合快、功能恢复好、医疗费用低等优点。一般骨折 4 ～ 10 周即达到临床骨折愈合。

中医正骨被广大群众所接受和喜爱，被国家卫生部门及骨伤科医务人员认同与重视，需要不断发展总结正骨经验，并广泛推广及应用。疗效是中医正骨的生命力。相信中医正骨技术必将为健康中国事业所选择，并发挥巨大的作用。

第三节　儿童骨折并不可怕

一般认为成年人骨折部的旋转移位和分离移位必须完全矫正。但对于儿童这方面骨折来说，如儿童胫骨骨折短缩移位不超过 2 cm，在骨干部端对位达到 1/3，干骺端对位达到 3/4 以上，在幼儿向前或向后成角移位，因与关节活动方向相一致，可自行矫正，儿童向前或向后成角一般不超过 10°，幼儿不超过 15°，日后在骨痂塑形期也可自行矫正，但如果向侧方成角或者与关节活动方向垂直，日后不能自行矫正，必须完全复位（图 3–3）。

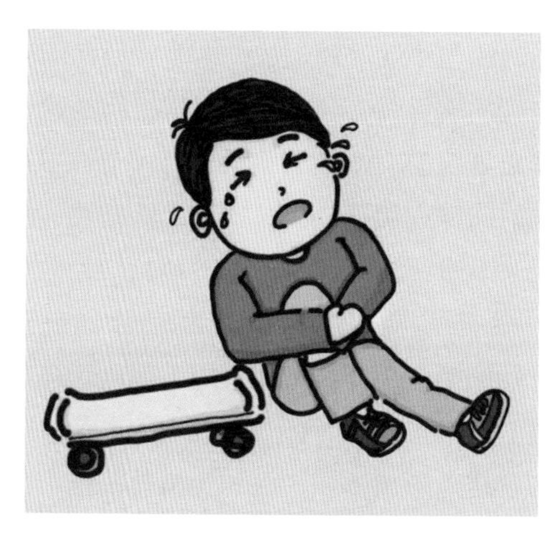

图 3–3　儿童骨折

为什么会说儿童骨折并不可怕，我们可以从儿童骨骼的组织解剖学特点、儿童骨骼的生理学特点、儿童骨折的临床特点、儿童骨折修复的特点几个方面来阐述。

一、儿童骨骼的组织解剖学特点

骨骼在人体内主要承担支柱、调节矿物质代谢，且在儿童具有独特的生长功能，还是造血器官之一。成人皮质骨呈板层排列，质密而坚硬。儿童则不然，尤其是新生儿由错综交织的原始组织所构成，无明显的板层结构，有较好的韧性。随年龄增长，原始结缔组织逐渐被板层结构所代替。

儿童骨膜较厚，血运丰富。在四肢长骨的两端由软骨构成称为骨骺，而手足的掌（跖）骨及指（趾）骨只有一端有骨骺。在骨骺与干骺端间形成一个生长活跃的软骨区称为骺板，呈典型的软骨内骨化过程。根据组织学特征，骺板分为四层：静止细胞层、增殖细胞层、肥大细胞层和临时钙化层，在细胞的间隙充满了软骨基质和细胞基质，增强了骺板的强度。但肥大细胞层则明显减少，易从此处发生骨骺分离。骺板的血液供应在骨骺侧由骨骺动脉分布至静止细胞层，而在干骺端侧由干骺端动脉形成毛细血管袢滋养临时钙化层。成熟的骺板形成了骨骺与干骺端的血运屏障。儿童骨骼的成分为有机质形成基质，沉积无机盐，且水分多，固体成分少。因此儿童骨骼较成人骨骼柔韧度大，更能耐受变形的外力。儿童骨皮质内的细孔可限制骨折线的扩展。成人压缩骨不能耐受张力，相反细孔丰富的儿童骨则不易被压缩。

二、儿童骨骼的生理学特点

儿童骨骼生理功能除有造血、无机盐代谢和免疫功能外，还具有生长的能力。在骨骺处软骨内骨化使其纵向生长，而骨膜内层细胞增殖骨化即骨膜内骨化，使之横向生长。由于成骨、破骨细胞丰富和血运旺盛，其生长和塑形能力均较成人为强，一旦骨折，愈合速度也很快。

各部位骨骺骨化出现的时间不一，可以作为儿童骨骼生长发育的一项重要指标。但是骺板一旦受到损伤，将会造成骨骼生长延迟或发生骨关节畸形。

三、儿童骨折的临床特点

儿童骨折的临床特点除具有骨折的主要症状外，由于儿童软组织疏松，筋膜富有弹性，骨折后肿胀早、范围广、常有瘀斑。

在全身症状中，骨折后体温升高较成人明显，可达38℃上，尤以婴儿突出，常持续3 ~ 5天，这是因血肿吸收，变性蛋白进入血循环所致。骨折后X线检查是不可缺少的诊断方法，不仅可以确定诊断，还可以明确骨折类型、移位情况，以及是否存在原发病变如骨囊肿、成骨不全等，同时又是骨折愈合的客观标志。儿童长骨两端的骨骺年龄愈小软骨成分愈多，切不可把骨骺板误诊为骨折线，小的骨骺误认为骨折片。CT 及 MRI 检查可提高诊断水平。

四、儿童骨折修复的特点

儿童处于生长发育时期，成骨细胞、破骨细胞丰富而活跃，血液循环旺盛，骨折愈合迅速，年龄越小愈合越快。干骺端和骨干部位的骨折，由于充血刺激骨骺板过度增生，可引起患肢暂时性生长加速，如股骨干骨折可过长达 8 ~ 20 mm，但骨骺板遭受损伤就会导致程度不同的生长发育障碍。

儿童骨折后对位、对线欠佳，形成短缩、成角畸形可随着生长发育而获得一定程度矫正。年龄越小矫正能力越强。但内、外翻畸形和旋转畸形多不能自行矫正。

第四节　受伤后的冷敷与热敷

冷敷与热敷都是治疗损伤的外治方法（图 3–4）。

但运动损伤或者各种关节痛究竟应该冷敷还是热敷呢？如果选错了，当心症状不但不能缓解还会加重病情。

在我们生活中经常碰到这样的情况，踝关节扭伤后局部有点肿、痛，但走路还正常，听老人家说，用活络油 / 红花油揉擦患处，将瘀血揉散，结果呢，肿痛不但没有减轻，反而加重了。

那受伤后究竟怎样选择冷敷和热敷呢？

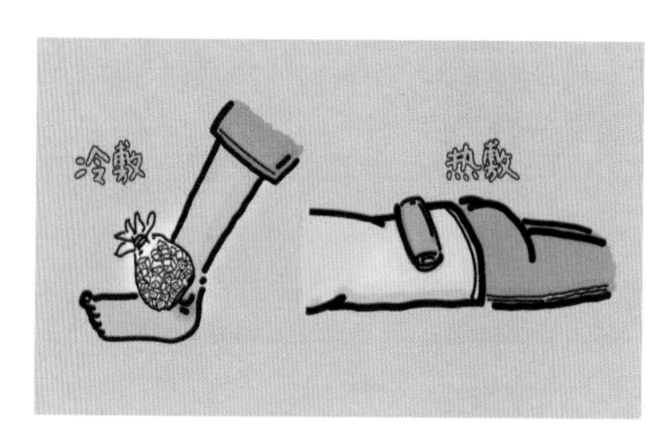

图 3-4　受伤后的冷敷与热敷

急性损伤常常由于突发的外伤引起，一般马上就痛的不行。即刻的冰敷能够抑制感觉神经，起到镇痛、麻醉的效果。此外冷敷还可以改善周围血管的通透性，防止水肿和渗出。同时冷刺激可以使组织代谢降低，从而减轻红肿热痛的症状。

慢性损伤通常没有急性突发的外伤，一般为长时间的反复劳损和过度使用或者急性损伤失治演化而缓慢起病（如腰肌劳损、肩周炎等），可以予以热敷。热敷可以帮助缓解肌肉紧张、减少疼痛、增加韧带、肌腱的弹性、增加局部血供，增加组织的灵活性及柔韧性。

简而言之：大多数情况下急性损伤（伤后 72 小时内）用

冷敷，慢性损伤用热敷。

怎样冷敷呢？可以使用市面上的冰袋，也可以自制冰袋。把 2 份自来水 +1 份冰（冰箱里自制）装在保鲜袋中，扎紧袋口，再套一个保鲜袋。扎口时要排掉袋内的空气，并且不要太靠近水面打结。这样可以不会使冰袋鼓鼓囊囊的还会增加冰袋与皮肤之间的面积。

一、冷敷要注意什么呢？

（1）时间：每隔 2 ～ 3 小时进行一次，如果肿胀、疼痛、发热严重可以每隔 1 ～ 2 小时 1 次，每次 15 分钟左右，切忌时间过长，以防止冻伤；此时不要使用各种活络油等揉擦，只能将活络油抹在患处，因为揉擦会加重受伤部位的损伤、出血。

（2）冷敷的最佳位置：简单点说就是疼痛、肿胀、发热最严重的地方，以这个地方为中心适当的移动。

（3）要让冰袋充分贴合皮肤，这样才能使冷敷的效果直达患处。

（4）对于年老体弱、虚寒、孕妇、经期等不宜冷敷。

二、如何正确热敷呢？

（1）热敷一般用于急性损伤的后期或者慢性损伤。

（2）在家庭中最简单的热敷就是热毛巾、温水浴，但其持续时间一般为 5 ~ 10 分钟，需要再次加热。

（3）湿敷因为组织渗透好，能抵达更深部的组织，效果好于干敷。

（4）时间：通常 1 次 30 分钟左右，温度控制在 40 ~ 50℃，每天 2 ~ 3 次。热敷不宜过久以防烫伤。

（5）对于皮肤感觉异常的、热过敏的、有心血管疾病的、深静脉血栓的、感染的及恶性肿瘤的不能热敷。

总之冷敷和热敷虽然是常用、简单的治疗方法，但如果不能正确地运用，不但不能取得疗效，还会加重病情，因此必须在医师的指导下进行。

第五节　为什么骨折小夹板固定要定期复查

骨科小夹板，可谓广泛应用的骨科治疗技术之一，哪里受伤用哪里。

曾经发行于中国邮政的一枚 8 分邮票描述了我们骨折小夹板的魅力，怎么样？瞬间感觉到高大上，高富帅了吧？

在夹板固定期间，患者不需要长时间待在医院，更多的是靠在家休养，因此正确的家庭护理显得极其重要，鉴于大多数人对家庭护理认识得不全面及对夹板固定的护理知识比较匮乏，在此，我们将以“桡骨远端骨折”为例，一起通过以下几个问题的解答来为大家解疑。

一、夹板固定后伤肢在白天活动及晚上睡觉时该如何放置?

受伤的部位要高于心脏平面以利于血液回流，以促进消肿，下肢一般平卧至少抬高 30° 左右，上肢要悬吊在胸前，有的人坐在沙发上，把腿搭在小板凳上，这可不叫抬高患肢，此时患肢是低于心脏水平的。虽有抬高，但不是医师交代的抬高患肢。无论是在什么时候，都要保持夹板良好固定，不可自行拆卸，并抬高伤肢保持伤肢高于心脏水平，以利于消肿。白天起床后可用三角巾或前臂吊带托起患肢并悬吊于胸前；夜间睡觉时可用软枕置于伤肢的体侧垫高伤肢以保持伤肢血液的回流及夹板固定的完好。

二、如何正确观察伤肢血运?

骨折以后患肢会出现肿胀，有时就诊较早，肢体肿胀不明显，夹板固定后肿胀继续加重，使得原本松紧适度的夹板变得过紧。如果夹板固定后出现肢端皮肤青紫、发冷或感觉剧烈疼痛、麻木，说明有血液循环障碍，需及时联系医师，采取措施，或将夹板松解，或拆除重新固定。若不重视可能会出现张力性水疱，甚至肢体坏死。

三、如何及时发现夹板固定是否压伤伤肢？

一般行夹板固定后的伤肢的局部肿胀与疼痛会逐日消退及减轻，且手指可正常活动。如夹板固定期间（尤其固定后3 ~ 4天内）伤肢肿胀明显，夹板边缘有凹痕压痕，或伴夹板内肢体出现灼痛或持续性疼痛，或手指麻木活动不利应立即到医院就诊。

四、如何正确把握夹板固定的松紧度？

骨折经复位固定后3 ~ 5天，患肢肿胀逐渐消退，固定的夹板会相应变松，此时需及时做调整，重新固定夹板，并使夹板固定保持1 cm移动度，可以由业务娴熟的家属自行调整，或到医院找值班医师予以规范调整。

五、如何判定夹板固定是否有效？

通过夹板固定后伤肢肿胀逐渐消退，疼痛渐渐缓解，手指活动灵活，定期行X线检查，以了解骨折愈合情况及是否发生再移位，如有移位及时处理。

六、夹板固定期间应该什么时候进行功能锻炼?

一般夹板在固定后即可在医师指导下进行早期功能锻炼。桡骨远端骨折夹板固定时，我们的腕关节时被固定的，但肘关节及肩关节活动是不受限的。夹板固定期间，应注意未固定关节的功能锻炼，以促进肢体血液循环，保持关节软骨的营养和关节活动范围，这有利于骨折的愈合，如上肢做腕关节的屈伸活动、伸指、屈指互动，反复做握拳运动；下肢做股四头肌的收缩、踝关节的背伸、足趾的屈伸运动。

第六节 小孩被大人牵拉手后发生哭闹时是怎么回事?

“牵拉肘”，即桡骨小头半脱位，是儿童常见肘部损伤，一般多见于 5 岁以下儿童，多因牵拉上肢（穿脱衣服、玩耍、行走时跌倒等）而导致桡骨头半脱位。它是一种常见病，患儿通常表现为肘部疼痛、啼哭、不愿意活动患肢、不能抬手拿物。

本病主要原因是 5 岁以下幼儿桡骨头发育不全，桡骨头轮廓呈椭圆状，偏外后侧较平，环状韧带只是一片薄的纤维膜，较为松弛，幼儿的前臂在旋前位被成人用力向上提拉，造成环状韧带嵌入桡骨头与肱骨小头之间而发病。

治疗前需排除骨折，确诊后采用手法复位能取得很好的疗效，一般无后遗症。手法复位步骤包括牵引、旋后、压头、屈肘。术者一手置于桡骨头外侧，一手握于腕上部，适当牵引，逐渐将前臂旋后，一般即可复位。复位后可感受到弹响，疼痛立即消失，停止哭闹，开始使用患肢，能上举取物，即为复位成功的标志。

牵拉肘复位后一般不需要特殊护理，但有复发的可能，应防止再次牵拉，避免再脱位，形成习惯性脱位。

生活中的预防措施可采取以下几点。

（1）在日常生活中要加强体育锻炼，提高自身免疫力。

（2）5 岁以下幼儿身体各部位发育还不成熟，家属应该避免暴力牵扯患儿。

（3）家长应避免幼儿的跌倒，避免过度牵扯幼儿的手腕及上肢。

对于有反复半脱位的幼儿，应该进行石膏固定，还要避免牵拉患儿。

第七节　骨折后的骨和原来一样吗？

一般来说，骨折后选择恰当的治疗方法、加强营养的补充、有效的功能锻炼后可以说能恢复的和原来一样，但从科学的严谨程度上，由于骨折过，骨折部位还是比较脆弱的，强度不会和从前一样，骨头的生化属性与以前相比都会有所差别。骨折后积极采取有效的治疗措施及康复手段均是旨在恢复骨折部位的功能，使其尽量恢复到和以前一样，但从形状上很难恢复到和没受过伤一样。所以在骨折康复后的短期内，尽量避免高强度的运动，减轻骨折部位的负重，防止再次骨折的发生。

骨折愈合的过程就是“瘀去、新生、骨合”的过程，是持续的和渐进的，一般分为血肿机化期、原始骨痂期和骨痂改造期三期，每个期大约持续 4 周。人们所说的长骨头主要是从原始骨痂期开始，基本是在骨折 3 ~ 4 周后，骨组织细胞增生活跃、逐渐骨化，形成新骨，即“骨痂”，X 线片可见骨折线模糊。再随着新生的骨组织增生和完善，骨折部位逐渐愈合，恢复骨的连续性，最终骨折的痕迹消失。这个过程大概需要经历 4 ~ 12 周。

第八节　骨折引起的肌肉萎缩能治好吗？

骨折进行固定后出现肌肉萎缩属于正常现象，常表现为骨折处肌肉消瘦萎缩（与健侧对比不难发现），肌肉收缩无力而活动受限，最常见于四肢骨折的患者。

首先，需要明确骨折后引起肌肉萎缩的原因，大部分患者属于失用性肌肉萎缩，即骨折后因伤肢长时间用力较少，肌肉痿废不用。中医认为，多是气血不通，肌肉筋脉失于濡养，一般多可以恢复。另一部分患者属于神经性肌肉萎缩，除了经支配的肌肉发生萎缩外，皮肤的感觉也会出现问题，麻木，摸上去不敏感。其次，从治疗来讲，大部分患者属于失用性肌肉萎缩，一般来说，时间较短，只要积极加强肢体的功能锻炼、练习，保持心情愉快，合理调配饮食，如多补充蛋白质多喝牛奶、鸡蛋、牛肉等有助于肌肉的恢复；配合中药、针灸等，起到补肝肾、强筋骨、通气血的作用，使肌肉得以濡养，功能得以恢复；而神经性肌肉萎缩不易恢复，预后较差，应该及时就医治疗。

第九节　为什么外伤后会在阴雨天产生疼痛不适感?

外伤多是由于皮肉筋骨损伤而引起的气血瘀滞，经络阻塞，津液亏损，脏腑不和。明代薛己所著的伤科专著《正体类要》序中所说：“肢体损于外，则气血伤于内，营卫有所不惯，脏腑由之不和”。这说明局部外伤，可以导致机体的脏腑功能失调，明确认识了外伤与内伤、局部与整体的相互作用、相互影响。因此，对伤病的诊治，应从整体出发，对皮肉、筋骨、气血、津液、脏腑之间的生理病理关系加以综合分析，才能认识损伤的本质及病理现象间的因果关系，这种局部与整体的统一观，是中医骨伤科治疗损伤疾患的原则之一。

说明人体的皮肉筋骨在遭受外伤时可影响体内，引起气血、营卫、脏腑等一系列的功能紊乱，内外皆受损。

“邪之所凑，其气必虚”，亦说明外伤使人体正气受损后，又易招致外邪侵袭，且阴雨天风寒湿邪较重，易侵袭人体受损的经脉筋骨，阻遏气血，气血停滞，不通则痛，故产生疼痛。

第十节　石膏或夹板固定骨折后肢体是完全不动的吗？

答案是否定的。很多人认为骨折后肢体完全不能动，原因在于：第一，由于骨折导致的疼痛，活动可能加重疼痛。第二，担心肢体活动可能导致骨折断端的错位。所以，常见很多骨折患者拆除固定后出现肌肉萎缩、关节活动僵硬疼痛等后遗症。当然，强调骨折部位固定后须制动休息，对骨折患者很重要，但未固定的部位应该经常活动，如腕部的桡骨远端骨折固定后，肘关节、手指需要经常活动，这有利于促进血液循环，使肿胀消退，促进骨折愈合。从中医角度来说，完全不动不利于人体气血津液的流通以温煦濡养肌肉筋骨，以及脏腑生理功能的恢复。

故提倡骨折早期经常活动骨折部位较近的关节，解除外固定后加强患肢活动锻炼，但不宜负重。

第十一节　了解网球肘

在骨科门诊，我们经常会碰到没有外伤，但肘部外侧疼痛的患者，轻者不敢拧毛巾，重者提物时有突然“失力”现象，严重影响生活质量。这种疾病，我们诊断为肱骨外上髁炎，俗称“网球肘”。

什么样的人容易出现这种疾病呢？一般网球、羽毛球运动员较常见，家庭主妇、砖瓦工、木工等长期反复用力做肘部活动者，也易患此病。

“网球肘”的症状往往逐渐出现，以肘关节外侧疼痛为主，局部无红肿，肘关节屈伸活动功能不受限，但前臂旋转活动时会有疼痛；劳累、阴雨天时可出现疼痛加重；轻者不敢拧毛巾，重者出现突然“失力”现象；X线检查多无异常表现。

针对本病的治疗，分为非手术治疗和手术治疗。

一、非手术治疗方法

（1）休息制动，避免引起疼痛的活动。

（2）外敷：热敷，用止痛膏药。

（3）服药：口服消炎止痛药物（如布洛芬、双氯芬酸钠、塞来昔布等）；中医辨证用药（强筋壮骨、通经活络止痛类中药）。

（4）局部封闭疗法：如曲安奈德 + 利多卡因注射液 1 ~ 2 mL 痛点封闭治疗。

（5）冲击波治疗。

（6）小针刀疗法。

（7）手法治疗。

二、手术治疗

针对保守治疗无效、病程长、症状顽固、影响生活工作者；手术方法有微创关节镜手术、开放性手术等。

本病以预防为主；避免患肢提重物，避免快速频繁屈伸患肘，握拳主动用力绷紧前臂肌肉来锻炼前臂伸肌肌力等。

第十二节　腿疼、膝盖疼——关于儿童生长痛

在小儿骨科门诊，我们经常会碰到有家长带着孩子来就诊，说腿疼或者膝盖疼，患儿没有明确外伤史，查体无明确阳性体征，而且疼痛一般在晚上比较多见，儿童的这种疼痛，多考虑生长痛。下面我们一起来认识一下吧。

生长痛表现为无法解释的、反复发作的自限性肢体疼痛，在夜间或熟睡时痛醒，是与生长发育相关的生理性疼痛。发病年龄一般在 2 ~ 12 岁。

目前发作的原因机制不明确，一般认为可能与生长、儿童的活动量大、家庭及精神情绪有关。

临床表现与诊断：儿童的生长痛主要表现为膝部、小腿及踝部疼痛，常呈对称性，发作时间在活动后或睡眠中，以下午、黄昏前后、夜间为主，过度运动、疲劳可加重，休息后可缓解，清晨疼痛完全消失。

生长痛并不会耽误生长，同时不会持续很长时间，所以并不需要特殊的治疗。当出现持续性疼痛时，家长需要及时带孩子检查，排除骨肿瘤等问题出现的疼痛，以免延误治疗。

孩子生长痛，家长该怎么办？我们可以参考以下方法。

1. 转移注意力

转移注意力是让宝宝忽略疼痛的有效方法。爸爸妈妈可以用讲故事、做游戏、玩玩具、看卡通片等方法来吸引宝宝。对待病宝宝要比平时更加的温柔体贴，因为家长的鼓励和精神支持，对孩子来说才是最重要的镇痛良方，有时甚至比药物还有效。

2. 局部热敷、按摩

爸爸妈妈可用热毛巾对宝宝疼痛部位进行按摩或热敷，这样能缓和孩子的紧张情绪，从而缓解疼痛带来的不适感觉。按摩时，一定要注意揉捏的力度。让宝宝在温柔的抚摸下入睡。

3. 减少剧烈运动

生长痛不是病，不需要限制宝宝的活动，但如果疼痛比较厉害时，应该注意让宝宝多多休息，让肌肉放松，不要进行剧烈活动。

4. 补充营养素

应该让宝宝多摄取可以促进软骨组织生长的营养素，如牛奶、骨头、核桃、鸡蛋，都含有弹性蛋白和胶原蛋白。而维生素 C 对胶原合成有利，可以让宝宝多吃一些富含维生素 C 的蔬菜和水果，如青菜、韭菜、菠菜、柑橘、柚子等。

第十三节　烦人的足跟痛

在骨科门诊，经常会碰到脚后跟疼痛的患者，主要困扰的是早起或久坐后起身时足跟部疼痛难耐，行走一段时间后症状又有所缓解，这种情况，一般是因为患上了烦人的跟痛症。

跟痛症一般是由多种慢性疾患所致的足跟跖面疼痛，步行或站立时疼痛加重，肥胖者多见，常见于中老年人，特别是 45 ～ 60 岁发病最多。跟痛症的发生与劳损和退变有密切关系，临床主要以单足或双足跟部在站立或行走时疼痛为主要特征，给日常生活带来极大的影响。

足跟痛病因多见于长期过度劳损或短期内运动量过大，部分脚跟部位磨损严重者，还可能在跟骨的不同部位出现骨刺，压迫周围神经、血管和软组织。随着年纪增长，足底筋膜开始发生退行性改变，组成足底筋膜的纤维组织逐渐失去了弹性，而长期持续的牵拉可在足底筋膜的跟骨结节附着处发生慢性损伤，并且难以恢复成原有的结构，往往形成瘢痕组织，使足底筋膜的弹性更差，足跟疼痛也就持续存在而得不到缓解。

中医认为跟痛症病机为经络阻滞，不通则痛；老年患者在此基础上还兼肝肾不足，筋弛髓枯，筋肉失荣，不荣则痛，中医治法以温经散寒、活血化瘀、通络止痛为主。

一、治疗方法

治疗主要针对疼痛，对症治疗，有手术指征者可手术治疗。

1. 热敷、中药熏洗

热敷可促进血液循环，是减轻疼痛的有效方法。每天早晚用热水泡足 15 ~ 20 分钟，同时双足相互做摩擦运动，效果更佳。还可运用活血化瘀、通经活络止痛等功效的中药熏洗、热敷。药物包括透骨草、伸筋草、川牛膝、威灵仙、川断、延胡索、秦艽、乳香、没药、独活、木瓜、五加皮、艾叶、红花、川芎等。

2. 按摩

可用手指在足跟部做按摩，用拇指挤压足底部皮肤，顺时针和逆时针方向交替进行。

3. 理疗

在疼痛局部做磁疗、蜡疗、冲击波、红外线等治疗。

4. 针灸治疗

针灸可起到加速血液循环的作用，能够抑制致痛物质的合成，从而达到镇痛的效果，并且针灸能够激发啡肽的释放，提高耐受力和免疫力，抑制炎症细胞聚集，促进病变愈合。

5. 封闭治疗

压痛点用醋酸泼尼松龙 12.5 mg 加 1% 普鲁卡因 1 ～ 2 mL 局部封闭。

6. 康复锻炼

主要包括跟腱牵拉和足底筋膜牵拉。

7. 手术治疗

对于保守治疗无效的，可考虑手术治疗。手术方式包括开放性手术、小针刀松解术、跟骨钻孔减压术、跖腱膜部分切断术、激光消融术、内镜下微创手术等。

二、预防措施

（1）尽量减少走动，不负重，并注意防寒保暖。

（2）选择合适的鞋子，应少穿质地较硬的皮鞋，而穿舒适的布鞋，号码可略大些。并且加用软一些的鞋垫。可将厚鞋垫部分挖空，使骨刺不与鞋底直接接触，以减轻疼痛。

（3）平时注意调节饮食和生活方式，注意营养、锻炼，适当补钙，保持积极乐观的情绪。

第十四节　医生，我家孩子的腿脚有问题吗？

在小儿骨科门诊，我们经常会碰到很多家长来咨询：为什么我家孩子的腿不直？走路内“八”字？臀纹不对称？这些问题严重吗，需要怎么治疗呢？

一、什么样的腿才是正常的呢？

我们常说的膝内翻又称“O”形腿，当孩子双踝并拢时，双膝不能并拢；膝外翻又称“X”形腿，当孩子双膝并拢时，双踝不能接触（图 3–5）。什么样的情况下才是正常的表现呢？其实，孩子下肢的腿形有一个从内翻到外翻的过程，我们称为“生理性膝内 / 外翻”。一般的时间界定为：生理性膝内翻：出生至 2 岁；生理性膝外翻：2 至 7 岁，平均 4 岁时达最大外翻；发育成熟时：正常存在平均 6° 外翻。我们如何去判断呢？第一点，看腿形与年龄是否一致；第二点，看孩子有没有其他异常表现，如身材矮小、面容异常、是否有家族史；第三点，一般生理性的都是对称的；第四点，可以结合双下肢站立位全长 X 线片评估。生理性膝内 / 外翻无须特殊治疗，可在发育过程中自我纠正。如果判断为病理性的情况，建议到小儿骨科专科门诊就诊评估。

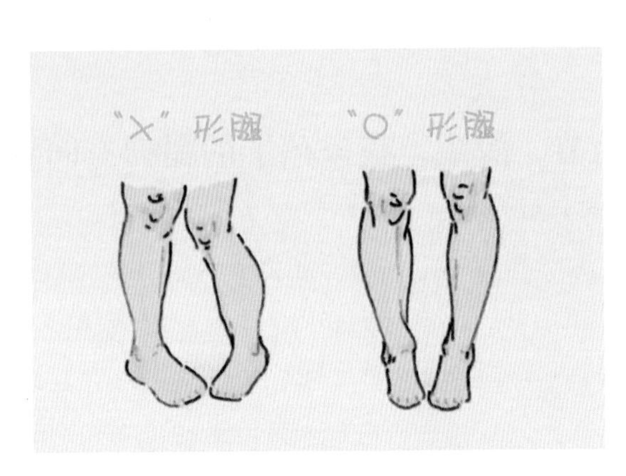

图 3-5　“O”形腿与“X”形腿

二、什么是走路内八字？

内“八”字是指走路时单侧或双侧下肢内旋，足尖向内指。孩子走路内八字常见的原因一般和喜欢跪坐、“W”坐姿有关系，习惯跪坐会引起大腿近端向外扭转异常增大（前倾角增大），人在站立行走时，因为前倾角增大，人体会自然通过内旋下肢来达到头、臼间最佳对合关系，在走路时就会表现为内八字。

为预防内八字的出现，家长需要及时帮助孩子纠正跪坐、“W”坐姿，改为盘腿坐。家长认为的反穿鞋是不能起到纠正作用的。年龄越大，纠正越困难。内八字明显的孩子走路不太好看，快跑的时候容易摔跤，但并没有证据表明会增加髋、膝关节关节炎的发生风险。小腿或足部疾病引起的内八字，则需要专业小儿骨科医师进一步检查明确。

第十五节　外伤后肿痛中医治疗的优势

损伤是指人体在各种致病因素作用下导致皮肉、筋骨、气血、脏腑及经络等组织破坏的疾患。损伤主要包括骨折、脱位、筋伤及内伤四大类，而其中骨折、脱位、筋伤由外伤引起居多，且它们拥有共同的一个特点就是外伤处肿痛，对于这个问题中医治疗有哪方面的优势呢？

中医对外伤肿痛的治疗原则是在中医整体观念的指导下以辨证施治为基础、结合疼痛的特点而制定。其主要治疗方法有手法、固定、药物、练功等。如日常生活中比较常见的桡骨远端骨折，接诊医师会根据 DR 或 CT 来判断骨折断端移位方向并根据移位方向决定复位的手法，在适当的麻醉下行手法复位以纠正骨折断端移位引起的畸形，再外用小夹板固定并结合手指屈伸活动以实现动静结合、促进消肿止痛的作用。另外，骨折、脱位或筋伤的肿痛症状还可通过中医辨证施治的理论指导下的药物内治法与外用药物来治疗。内治法是通过服药使局部与整体得以兼治的一种方法。临床上常根据损伤的发展过程将损伤分为初、中、后期，并根据三期的不同特点采取以调和疏通气血、生新续损、强筋壮骨为主要目的的三期辨证施治。伤科外用药物是指应用于伤患局部药物。伤科外用药种类较多，内容丰富。临床外用药主要有敷贴药、涂擦药、熏洗湿敷药和热熨药四大剂型。外用药操作简单方便、疗效确切，亦为治疗外伤肿痛的良好方法。

第十六节　骨折后容易失眠怎么办?

在日常生活中会发现很多骨折患者容易整夜睡不着或者即使睡着了也总感觉睡眠质量不好，可能大家第一反应认为骨折后由于疼痛当然会影响睡眠啊，这一点说的也确实有道理，但其实只说对了一部分。骨折患者特别是那些比较严重的骨折（如骨盆骨折、脊柱骨折、股骨颈或股骨粗隆间骨折、全身多处骨折甚至合并多发伤的骨折等）患者即使在治疗恢复期间也会更容易出现失眠的情况。这到底是怎么回事呢?

中医学认为失眠又叫“不寐”“不得眠”“不得卧”“目不瞑”等，具体定义是指经常不能获得正常睡眠为特征的一种病证。不寐的证情轻重不一，轻者有入寐困难，有寐而易醒，有醒后不能再寐，亦有时寐时醒。严重者则整夜不能入睡。

总的来说，失眠（不寐）多为情志所伤、劳逸失度、久病体虚、五志过极、饮食不节等都能引起人体阴阳失交，阳不入阴而形成的。中医还认为失眠（不寐）还要分清虚实，虚证多属阴血不足，责在心、脾、肝、肾。实证多因肝郁化火，食滞痰浊，胃腑不和。

而骨折患者初期由于疼痛、紧张、心烦、焦虑等一系列情绪的变化都可视为情志所伤，甚至出现肝郁化火、食滞痰浊、胃腑不和。临床自然会表现出食欲不佳、失眠、腹胀、便秘、发热、自汗或盗汗等症状。另外严重骨折的患者初期由于骨断筋离、血溢脉外，更容易出现失血过多，中医认为气为血之帅，血为气之母，失血过多又导致气随血脱，如果处理不当或不及时甚至出现血脱（休克），这些情况都必然会导致很多骨折患者治疗恢复期久病体虚、阴血不足、阳盛阴衰、阴阳失交、阳不入阴而出现更严重的失眠（不寐）状态。

明白了这些道理，大家自然就要想到如果遇到骨折的患者出现失眠的情况怎么办？

首先，骨折的患者初期一般会出现剧烈的疼痛、肿胀、不能活动甚至肢体畸形。情绪上也会非常紧张、焦虑、心烦郁闷，这时我们除了积极配合医师外一定要学会稳定情绪，尽量减少紧张、焦虑、心烦郁闷情绪的发生。保持乐观的心态和积极配合的态度是预防骨折后失眠的第一步。

其次，骨折患者治疗及恢复期间由于骨折严重程度和个体体质的差异及年龄等多方面因素的影响，有时即使你做到了放松心态，积极乐观去配合医师的治疗，难免也会出现失眠（不寐）。这主要是因为前期的骨断筋离、血溢脉外过多导致阴血不足、阴阳失交或久病卧床体虚导致肝肾不足、脾胃不和或气血亏虚。这时我们可以配合医师治疗的同时多食饮一些补血滋阴、养心安神、补益心脾的中医药用食材，如当归、枸杞子、红枣、淮山、党参、黄芪等，可单用或合用。

总之，骨折后容易出现失眠，临床虽有轻重、虚实之别，但以虚证为多见。除了上面注意的情况外，我们还要注意睡前不吸烟，不喝酒和浓茶，同时在骨折治疗恢复期也要在医师的指导下适当加强功能锻炼，增强体质，加强营养，养成良好的生活习惯。

第十七节　血不活则瘀不祛，瘀不祛则骨不长

很多骨折的患者问医师最多的一个话题就是“医师，我的骨头长不长啊?”“麻烦医师给我想办法使我的骨头长得快点吧?”这个话题其实中医经过几千年的医学总结早就有了一个很好的回答，那就是“血不活则瘀不祛，瘀不祛则骨不能接”。

“血不活则瘀不祛，瘀不祛则骨不能接”出自于清代著名医家陈士铎撰写的《辩证录》中的骨折门：“人有跌伤骨折，必须杉木或杉板将已折之骨凑合端正，用绳缚住，不可偏邪歪曲，紧紧又用布扎，无使动摇。万不可因呼号疼痛，心软而少之变动轻松，反为害事。收拾停当，然后用内服之药，苟或皮破血出，尤须用外治之药也。但骨内折而外，边之皮

不伤，正不必用外治之药，然内外夹攻未尝不更佳尔。内治之法，必须以活血祛瘀为先，血不活则瘀不祛，瘀不祛则骨不能接也，方用续骨神丹”。

这段话基本上体现了传统中医骨伤治疗骨折的基本原则：①贯彻固定与活动的统一（动静结合）；②骨与软组织并重（筋骨并重）；③局部与整体兼顾（内外兼治）；④医疗措施与患者的主观能动性密切配合（患者合作）。特别是“血不活则瘀不祛，瘀不祛则骨不能接”更是总结了中医骨伤如何认知骨折的伤血病理病机，体现了治疗骨折专从血证论治，如何通过活血祛瘀促进骨折的生长。现代医学研究骨折愈合的过程也是“瘀去、新生、骨合”的过程，而且整个过程是持续的和渐进的，一般可分为血肿肌化期、骨痂形成期和骨痂改造塑形期。中医认为根据骨折后人体中医病因病机变化的发展过程通常要分为初期、中期、后期，而三期分治方法以调和疏通气血、新生续损、强筋壮骨为主要目的，具体临证时还必须结合患者体质及损伤情况去四诊合参、辨证施治。伤筋动骨各治疗期虽都同属瘀血，但也有虚、实、寒、热、阴、阳、表、里之分，更要注意五脏六腑功能变化及卫气营血之辨，另外由于损伤的部位不同，治疗的方法也有所不同，因此选用主方后还可根据损伤部位不同而加入几味引经药，使药力作用于损伤部位来加强治疗效果。所以要想知道“骨头长不长”“骨头长得快不快”，我们不仅要真正理解陈士铎“血不活则瘀不祛，瘀不祛则骨不能接”专从血证的骨折内治用意，同时还要注重中医骨伤治疗骨折的整体疗法，正如明代医家薛己所撰《正体类要》说“肢体损于外，则气血伤于内，营卫有所不贯，脏腑由之不和”。

第十八节 “骨头长得慢或不长”是怎么回事?

骨折的愈合与多种因素有关，根据年龄、骨折部位、骨折类型不同而不同。超过一般愈合所需要的时间，骨折端仍未出现骨折连接称之为骨折延迟愈合，此时如果进行恰当治疗仍有可能达到愈合，若延迟愈合处理不当或者其他原因导致骨折长期不愈合，骨折两端发生骨质硬化，髓腔封闭等造成骨折不愈合。正如《内经》云：“肾者髓之府、肾藏精、精生髓、髓养骨”，骨是髓的外围，髓又是骨生成的基础，骨髓腔封闭使骨得不到滋养而造成不愈合。即为“骨枯而髓减发为骨痿”。

年老体弱，《内经》云：“男七八肝气衰，筋不能动，天癸竭，精少，形体皆极。”肾主骨生髓，精血枯竭，骨缺乏濡养而影响骨折正常愈合。

慢性消耗性疾病，《内经》云：“正气存内，邪不可干；邪之所凑，其气必虚。”糖尿病、慢性肾炎、慢性感染、恶性肿瘤及骨质疏松等均可引起骨折延迟愈合甚至不愈合。

伤情严重，《难经》三十二难指出：“血流据气，气动依血而行，气血相依而行。”如果身体严重创伤，可使局部血液供应不足或循环受阻，妨碍骨痂形成。骨折端之间有软组织嵌入，或者肌肉牵拉使骨折分离，均易导致骨折延迟愈合甚至不愈合。

固定不牢，应力干扰骨折愈合过程是连续不断地进行，如果受到不利于骨折愈合的应力干扰，如使骨折发生再移位趋势的应力、肌肉收缩的应力、肢体重力作用对骨折端之间造成的应力尤其是剪力或旋转应力，可以产生骨折端的不利活动。固定（包括内、外固定）就是将应力干扰减少到最低限度，从而使骨折愈合过程能顺利进行。但是，如果骨折端间的异常活动（应力的干扰）不能被固定所限制，骨折正常的愈合过程受到干扰，就会延长愈合时间，成为延迟愈合。

感染亦是影响骨折愈合过程的另一种干扰。因为感染能增加骨折端的坏死，延长局部充血的时间。骨折端的坏死和吸收就更加明显，因此血管再生和重建血运的爬行替代过程延长，骨痂的形成和转化过程也随之受到干扰，首先造成骨折愈合过程的延迟。直到感染被控制时，愈合过程才能恢复。

第十九节　胫腓骨骨折术后康复指导

胫腓骨骨折即小腿骨的骨折（图3–6），由两个骨骼组成，较粗的骨头称胫骨，较细的骨头称腓骨。可分为单纯胫骨骨折、单纯腓骨骨折和胫腓骨同时骨折。单纯胫骨或腓骨骨折无明显移位者，可行石膏固定等保守治疗；如胫腓骨同时骨折或胫骨、腓骨骨折移位明显且影响下肢的力线或稳定性，甚至影响关节的活动，主张行手术治疗。

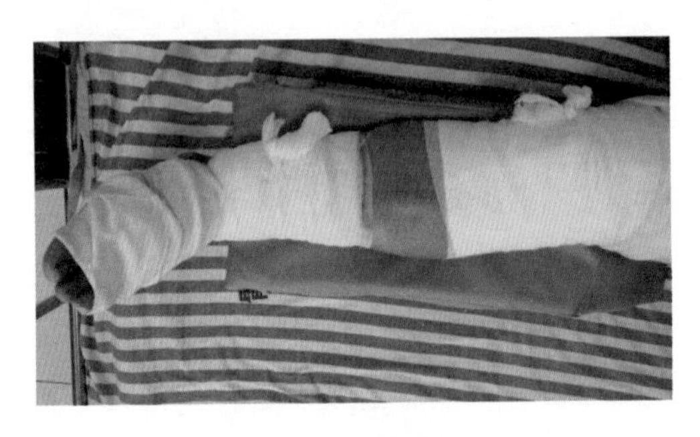

图 3-6　胫腓骨骨折

胫腓骨骨折的术后康复训练极为关键，通过进行有效的康复护理，确保患者骨骼功能的恢复。

一、消除骨折处肿胀

抬高患肢，使用下肢抬高垫抬高至 35° 左右，以减轻患肢肿胀的情况。观察皮温、皮色及肢体运动等情况。

二、缓解疼痛

中医采用腕踝针治疗疼痛效果明显，无副作用，患者较满意。采用耳穴压豆方法缓解疼痛，促进睡眠，利于康复。

三、行石膏外固定

应注意保持其松紧适度，防止因伤后肢体肿胀使外固定过紧，造成压迫，注意伤口肿胀疼痛明显时要及时通知医师处理。

骨折合并严重的软组织挫伤，血管损伤，应注意早期有无肢体持续性灼痛。局部感觉过敏或迟钝；患肢足趾屈曲状，被动牵拉引起剧痛。如有上述状况，及时通知医师对症处理。

四、功能锻炼

早期功能锻炼，术后第一天开始练习股四头肌的舒缩运动和踝关节背伸跖屈功能训练，勾脚绷腿训练，每个训练动作保持 3 ~ 5 秒即可，术后 3 天开始进行膝关节的屈伸活动，髌骨的被动活动及足部跖趾关节和趾间关节活动，它可以促进局部的血液循环，减轻肿胀，促进骨折早期愈合，避免肌肉萎缩，关节僵硬，防止肢体深静脉血栓形成等并发症，术后 1 ~ 2 周的康复训练主要是持续巩固术后 7 天的训练效果，在此基础上适当延长训练时间，每个动作保持的时间延长至 10 秒，关节活动的范围可以适当扩大，鼓励患者主动进行踝关节、髋关节及膝关节训练。术后 2 周，伤肢肿胀消退，疼痛减轻，骨折端纤维连接，并逐渐形成骨血痂，骨折部趋于稳定，此期锻炼的形式除继续加强患肢肌肉舒缩运动外，在他人或健肢的帮助下，进行扶双拐站立训练，逐步进行骨折部上、下关节的活动，由被动转为主动活动。4 周后，充分练习各个关节活动，开始借助助行器尝试行走训练，促使下肢运动功能逐步恢复，逐步下地行走，伤肢暂不负重。

五、密切观察并预防下肢深静脉血栓形成

（1）妥善固定患肢，卧床患者 2 ~ 3 小时翻身 1 次，每 3 ~ 4 小时被动锻炼 1 次，间歇外部加压，手术患者术后适度抬高双腿，以利于静脉回流。

（2）穿高弹力袜子，以减少静脉瘀滞，增加回流。

（3）遵医嘱预防性使用抗凝药物，可预防血栓形成。

（4）尽量避免下肢尤其是左下肢的静脉穿刺，减少不必要的股静脉穿刺。

（5）观察患肢血液循环情况，若疼痛进行性加重、肢体明显肿胀、皮肤发亮，应警惕深静脉血栓。

（6）出现下肢深静脉血栓后，应注意绝对卧床休息，抬高患肢 20° ~ 30°，膝关节屈曲 15°，禁止患肢按摩，避免用力排便，以防血栓脱落而致肺栓塞。

六、饮食指导

早期（伤后 1 ~ 2 周）饮食宜清淡，可选择开胃、易消化、易吸收食物为主，如蔬菜、蛋类、豆制品、水果、瘦肉等，适当多饮水利尿，忌酸辣、燥热及肥甘厚腻之品。

中期（伤后 2 ~ 4 周）饮食上应以止痛、祛瘀生新、接骨续筋为主。可在初期的食谱上加上骨头汤、田七煲鸡、白鸽汤。

后期（伤后 5 周以上）饮食上无禁忌，宜补肝肾、壮筋骨、大补元气，以促进更牢固的骨痂生成，如老母鸡汤、猪肾汤、羊肾汤、鹿筋汤、鱼汤等。中药汤剂宜温服，用药期间忌生冷寒凉食物。

第二十节　小夹板，大用处

在一千多年以前，由蔺道人书写的《仙授理伤续断秘方》中就提到了骨折应用小夹板固定，并重视小夹板固定及“动静结合”的治疗原则。小夹板作为治疗骨折的外固定方式，在中医骨伤科中占有重要位置，也具有许多优点，如取材容易、使用方便、患者痛苦少及医疗费用低等，深受老百姓欢迎。小夹板固定是中医骨伤科特色之一，夹板局部外固定是中国传统医学治疗骨折的特色，且有其完整的理论体系和治疗原则。因地域或取材不同，有南北派之分，南派以杉树皮小夹板为代表，北派以柳木夹板为代表，两者各具特色。然而 19 世纪下半叶和 20 世纪上半叶，中医几乎濒临灭亡，小夹板治疗骨折方法也随之没落。新中国成立后传统小夹板治疗骨折法得到挖掘与发展。而且随着我国医务工作者不断地实践改进，目前已成为骨折外固定技术中较常用的方法之一。

小夹板固定适用于四肢长管骨闭合性骨折，包括肱骨骨折，尺、桡骨远端骨折，股骨骨折，胫、腓骨骨折和踝部骨折等。除以下禁忌证：①错位明显之不稳定性骨折；②伴有软组织开放性损伤、感染及血循环障碍者；③躯干骨骨折等难以固定者；④昏迷或肢体失去感觉功能者。应用时只固定骨折部位而不包裹上下两个关节，恰当地解决了“静”和“动”、“局部”和“整体”对立统一关系，既能保持骨折部位的固定，又能使骨折两端关节活动。

小夹板可用木板、竹片或树皮作为材料，根据伤肢长度和肢体形状制成。厚度一般为 3 mm，四边刨光，棱角修圆，肢体面衬以棉花或毡垫为主，外包纱套。小夹板因应用部位不同而有不同的规格和形状。

小夹板固定的优点有：具有良好的可塑性、吸附性和通透性好；功能恢复相对更快；易被 X 线穿透，便于 X 线检查；取材容易，质地轻便，价廉物美。

小夹板固定后我们要注意些什么呢？

（1）抬高伤肢。观察肢体血循环情况（颜色、感觉、肿胀等，加压垫部位有无剧痛）。

（2）调整布带。一般在复位固定后 3 ～ 4 天内，损伤部位因静脉回流受阻，肿胀加重，夹板内压力增大，可能发生组织变性或坏死，应每天检查布带一次，防止有过紧现象发生，大体上以保持布带能上下活动 1 cm 左右为宜。

（3）同时检查小夹板的位置有无移动，是否影响关节活动，要及时进行必要的调整。

（4）定期进行骨折对位情况的 X 线检查，如有断端移位或压力垫移动，都应随时纠正。

（5）及时指导患者进行功能锻炼，充分发挥患者的主动性，并使自己认识到功能锻炼的重要性。

中医文化源远流长，博大精深，而且随着时代发展，中医技术更加精湛实用，所以我们应抓住时机把它发扬光大，造福更多百姓。

第二十一节　老年人为什么经不起“摔”

在日常生活中，人们经常发现有些老人摔一跤就会出现骨折的问题，明明看上去摔得不是特别严重，而且状况也比较轻，但偏偏被检查出骨折。

老年人为何摔一跤就骨折？归根结底的罪魁祸首就是

“骨质疏松”。现如今，很多老年人都患有骨质疏松，症状不明显，一旦发生骨折或进行健康体检时就有可能发现。那么，什么是骨质疏松症呢?

中医把骨质疏松症叫作骨痿，在中医学上，骨质疏松症的发生根本原因是脾胃虚弱、肾虚精亏导致气血生化不足，运化失调，或者是受风寒湿之邪，而致使痹阻经络。因为中医讲肾藏精，精生髓，髓养骨，年轻力壮时肾精充足骨骼就比较强壮。随着年龄的增加，女性 50 岁左右，男性 60 岁以后，肾精亏虚，骨失所养，所以才会导致骨骼的萎缩，骨骼密度下降，导致了骨质疏松的发生。另外一部分患者发生的原因也与脾胃有关，如患者脾虚腹泻，吸收功能差，虽然补充了钙，但是不能够吸收进入人体血液，然后沉积在骨骼上，也会发生骨质疏松。所以中医认为此病的根本病变部位在肝、肾、脾、胃。所以中医治疗骨质疏松症主要是以温补肾阳、健脾益气、疏肝和胃为主。常用的中药方剂有左归丸、右归丸、参苓白术散、六味地黄丸、四物汤等，需要在中医师辨证论治下使用。同时在治疗过程中可配合中医的推拿、按摩、针灸等方法来疏通经络，缓解疼痛，减轻肌肉痉挛，促进血液循环。

骨质疏松对生活的影响很大，治病主要是治本，对于脾虚和血瘀引起的骨质疏松，需要了解它对于身体的影响来确定治疗措施。

一、辨证治疗

1. 脾虚

脾的功能是运化生肌，人的气血津液就是从它而来，脾好的人四肢健壮，脾胃虚弱则无法滋养骨髓，还会影响肠胃对各种营养物质的吸收，身体营养不够，骨质疏松由此产生。

2. 血瘀

气能推动血的运行，有长久气虚症状会造成血瘀，血瘀造成的骨质疏松与肾虚和脾虚有直接关系，血气不能很好地运行，身体很多地方都会出现问题。

调养好这两个问题，可以预防骨质疏松的发生。对于已经患病的人群，不要着急，可以用 3 个方法来缓解和治疗疾病。

二、治疗方法

1. 补钙和维生素 D

人的身体离不开骨骼的支撑，钙是制造骨骼的功臣，身体缺少钙，骨骼无力承担它的职责，难免出现骨质疏松。身体每天需要 1200 mg 的钙，从食物中吸取的钙还远远达不到身体所需，需要另外补钙，防止骨密度下降造成的骨质疏松。但是钙的吸收离不开维生素 D，补钙的同时要补充维生素 D。

2. 养成多晒太阳的习惯

晒太阳是一个不需花钱又很享受的事情，更主要的是多晒太阳可以促进身体维生素 D 的合成，而维生素 D 能够增加钙的吸收，让身体里的钙量充足，骨的密度也得到增加，有效地预防骨质疏松。

3. 药物治疗

在生活中要做好防跌的措施，建立一个相对安全的环境，并在医师的建议下合理补钙或用药物治疗。

通过这些内调外养，骨质疏松病情能得到缓解。在调理的同时，也要纠正一些不良生活习惯，首先是戒烟戒酒，过度的烟酒会抑制身体对钙的吸收，使身体缺钙。其次饮食方面要以清淡为主，尽量不要吃凉的或重口味的食物。做好了这些，骨质疏松和身体其他问题都能得到改善。

第二十二节　久卧不起，怎样保持“便”通？

长期卧床的人因为胃肠蠕动减少减慢很容易引起便秘，我们要怎样做才能保持便通呢？促进肠蠕动就能保持便通了，可以通过按摩、饮食、药物等方法来促进肠蠕动。

脐周有很多穴位能促进排便，对腹部进行顺时针按摩就能够促进肠壁血液循环，同时刺激肠道蠕动，并且对腹部进行按摩还能够提高肠道功能，对于腹泻、便秘等症状都具有调节作用（图 3–7）。

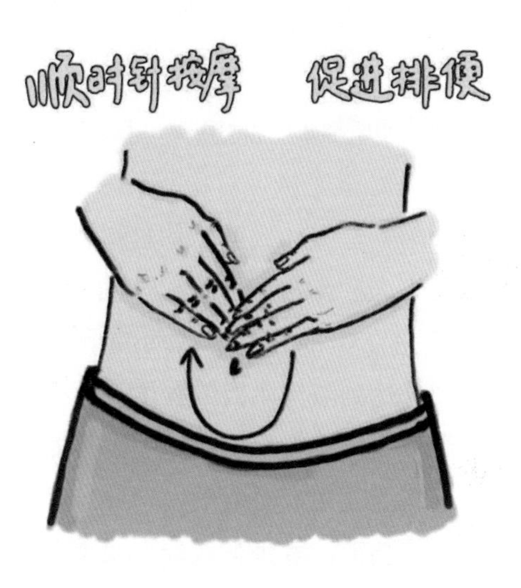

图 3–7　顺时针按摩腹部方法

一些食物中含有丰富的膳食纤维、果胶，这一类物质不仅不会被人体吸收，同时还能够吸附大量的水分，润滑肠道刺激肠道蠕动。经常吃这一类食物也具有促进肠道蠕动的作用，如芹菜、苹果、香蕉等。

对于肠道蠕动过于缓慢的，在治疗上可以使用药物的方法进行缓解，常见的药物有乳果糖、麻仁丸。这些药物不仅能够促进肠道的运动，同时还能够抑制肠道对水分的吸收，是治疗便秘的常见用药。

第二十三节　骨折后为何要“动起来”，功能锻炼如何做?

在骨科病房都能听到护士对患者每日一问：“叔叔，您今天运动了吗?”接下来就是护士对功能锻炼的督促指导了。有些患者就会有疑问了，为什么护士总是每天要让我动呢，我以为骨折了不能动，还害怕动。那么，“功能锻炼是什么呢?”

功能锻炼就是在保持关节不活动的情况下，主动地做肌肉收缩和舒展，达到锻炼肌肉的程度。骨折后会感觉不同程度的疼痛，尽早恢复才能尽可能地缓解疼痛。所以骨折后进行一定的功能锻炼是很有必要的，这样才有利于骨头的尽快复原和恢复原有功能。骨头是人身上很重要的结构，靠骨头作为支架才能自由行走活动，对它的养护必须重视。所以说，功能锻炼对促进骨折愈合也是十分重要的。对伤肢的锻炼既可以促进肿胀消退，改善全身伤肢血液循环；又可以增加肌肉活动，减少肌肉萎缩程度；还可以有效地防止关节粘连及关节僵硬，保持关节功能。此外，功能锻炼对下肢骨折发生深静脉血栓有预防的作用。

在患者骨折后，总会听到患者提出这样的疑问：“护士，我这都住院几天了，我的手怎么还是这么肿呀?”骨折早期的功能锻炼：在骨折两周以内，会出现局部反应明显，肿胀程度会达到最大，骨痂还没有成形。上肢骨折可以重复进行用力握拳和充分伸直五指这个活动，既可以收缩也可以放松肌肉，方法也比较简单。下肢骨折可以重复进行大腿肌肉收缩与放松和踝关节的伸展运动，既可以防止肌肉发生萎缩，也可以促进血液循环。

骨折中期的功能锻炼：在伤后 3 ~ 6 周，这时候骨痂已经逐渐地生成甚至成熟，局部的肿胀反应逐渐消失，而且骨折端也处于较为稳定的状态下了，原则上已经接近临床愈合。这时候就可以适当地做大幅度地关节活动了，不过对于骨折连接和稳定有影响的活动还是要进行限制。

骨折晚期的功能锻炼：在这期间，骨头已经愈合到较为坚固的程度，属于达到临床愈合的程度，外固定也解除了，不用固定在身上了，关节活动范围也逐渐扩大恢复到正常状态。那么就可以通过全面的肌肉和关节锻炼来达到逐步恢复肢体功能的效果。但是也要根据具体情况来决定，如对于活动功能仍有不同程度障碍的关节，还是要有针对性地进行锻炼，可以根据愈合程度来选择合适的早期或者中期的功能锻炼来进行训练。

在功能锻炼过程中还需注意以下这几点：

（1）动作准确，切忌粗暴过猛。

（2）循序渐进。根据骨折愈合情况逐渐加大活动范围和时间，以不感到疲劳、不加重骨折部位疼痛为度。严格限制不利于骨折愈合的动作，如前臂骨折的旋转活动；下肢骨折肢体负重锻炼时，防止滑倒、碰伤、扭转等。负重锻炼时需家属陪伴。

（3）持之以恒。住院期间应积极配合医护人员，学习、掌握锻炼要领，出院后仍需坚持锻炼，直至功能完全恢复。

总之，骨折不代表不能进行所有运动，要在保持关节或受伤处不受损害的情况下进行一定程度的锻炼，其实更有利于骨折的复原。

第二十四节　骨折后青紫瘀斑会消吗?

很多人意外，骨折后受伤部位青紫瘀斑久久不退，怎么办呢？不要急，今天我们就来好好说一说。对于中医骨折病的辨证主要是属于血瘀气滞型，血瘀就会引起明显的气滞，从而引起血瘀气滞，导致筋脉的不通，从而引起了青紫瘀斑。

怎么做才能消退？我们从骨折三个时期分析。

1. 骨折早期

骨断筋伤，气滞血瘀证，伤后 1 ~ 2 周多见。血离经脉，瘀积不散，气血不得宣通；局部瘀肿明显，疼痛较甚。治法：行气活血，消肿止痛。中成药：活血止痛胶囊等。推荐方药：复元活血汤方加减。主要以柴胡、穿山甲、丹皮、青木香、蚤休、枳壳、甘草等为主。

2. 骨折中期

瘀血未尽，筋骨未愈证，伤后 3 ~ 5 周多见。瘀血未尽，筋骨未愈。治法：活血和营，接骨续筋。推荐方药：血府逐瘀汤加减。主要以当归、川芎、天花粉、枳壳、甘草等为主。中成药：接骨七厘片等。

3. 骨折后期

肝肾不足，气血亏虚证，伤后 5 周后多见。筋骨未坚，肝肾不足；瘀肿已消，筋骨不舒，并可伴体倦乏力，腰膝酸软等。治则：补益肝肾，调养气血。推荐方药：十全大补汤加减。黄芪、人参、茯苓、白术、甘草、当归、熟地、白芍、川芎等。中成药：六味地黄丸等。外治法：解除石膏或夹板外固定后辅以中药外敷或熏洗。熏洗可选择“海桐皮汤”加减或用海桐皮、桂枝、木香、天麻、人参、羌活、独活、牛膝、狗脊、石斛、黄芪、防风、萆薢、麻黄等熏洗，以舒筋活络，舒利关节。使用方法：熏洗，每日 2 次。

所以，我们针对骨折的不同时期采取不同的方法就可以加快青紫瘀斑的消退，你了解吗？

第二十五节　“以骨补骨”你吃对了吗？

民间常有“以形补形”的说法，在生活中，人们常有骨折后饮食骨头汤的习惯，以期补充钙质，使骨折早日愈合，然而，真的有这么好的效果吗？“以骨补骨”真的管用吗？

在骨科病房里面，若要问起患者心中骨折后补品排行榜第一位的，莫过于骨头汤了。但事实上，骨折患者多喝骨头汤非但不能促进早期骨折的愈合，反而会使骨折痊愈的速度变慢，推迟骨折的愈合。我们知道，骨由有机质和无机盐两大类成分组成，其中的有机质主要是胶原蛋白、氨基多糖及糖－蛋白质复合物，其功能是使骨头具有弹性。而无机盐主要有钙和磷，可以使骨质坚固。骨折后，骨的再生愈合一般分早期、中期和晚期三个阶段。早期一般在骨折后的头半个月，此期骨头的断端及附近形成血肿，新生的毛细血管等从四周侵入，逐步形成肉芽组织，再转化为纤维组织。骨折后断端附近骨外膜深层的成骨细胞在伤后短期内即活跃增生，逐渐形成与骨干平行的骨样组织，由远离骨折处逐渐向骨折处延伸、增厚，骨内膜在较晚时候也出现同样的组织变化。此期骨的愈合并不需要钙、磷的参与，而是需要有机质的参与。而骨头汤里面含量最高的是磷，而不是钙，高磷的摄入会大大地影响人体对钙的吸收，所以骨头汤喝多了不但不补钙，还会影响钙的吸收，另外骨头汤里边脂肪含量也特别多，喝多了骨头汤容易引起脂肪堆积，而不是补充营养。因此不难看出，此期患者食用骨头汤是有害无益的。

当然，在骨折愈合的中、晚期即原始骨痂形成期及骨痂塑形改造期，由于有机纤维的骨质逐渐钙化形成新生骨，加强改造，形成正常骨，骨样组织的骨化需要充分的钙、磷，此时补食骨头汤还是很有益处的。

那么，在骨折的早中晚期，除了骨头汤，我们还有哪些食物选择可以促进骨折的愈合呢?

骨折早期，患者受伤的部位瘀血肿胀，经络不通，气血阻滞，这个时期治疗宜以活血化瘀、行气消散为主，在饮食上以清淡为主，如蔬菜、蛋类、豆制品、水果、鱼汤、瘦肉等，忌食酸辣、燥热、油腻的食物，中医认为，“瘀不去则骨不能生”“去瘀骨生”。可见，消肿散瘀为骨折愈合之首要。肥滋之品，如骨头汤、肥鸡、炖水鱼等，可导致瘀血积滞，难以消散，必致拖延病程，使骨痂生长迟缓，影响日后关节功能的恢复。

骨折中期，患者瘀肿大部分吸收，此期治疗以营养止痛、去瘀生新、接骨续筋为主，在饮食上由清淡转为适当的高营养补充，以满足骨痂生长的需要，可在初期的食谱上加以骨头汤、田七煲鸡、动物肝脏之类，以补充更多的维生素A、维生素D、钙及蛋白质。

骨折晚期，患者骨折瘀肿部位基本吸收，开始有骨痂生长，此期饮食宜补，通过补益肝肾、气血以促进更牢固的骨痂生成，以及舒筋活络使骨折部的邻近关节能自由灵活运动，恢复往日的功能。饮食上可以解除禁忌，食谱可再配以老母鸡汤、猪骨汤、羊骨汤、鹿筋汤、炖水鱼等。

综上所述，“以骨补骨”的说法是错误的，在骨折的不同时期，对饮食的要求也不尽相同，所以患者要谨遵医嘱，合理饮食。骨折愈合需要的时间比较长，应安心静养，才能让骨折好得更快。

第二十六节　意外扭伤后肿胀能用热敷消肿吗?

在生活中，很多人扭伤后都会及时选择一些热敷或者冷敷来进行处理，但是，如果热敷的时机不对，对扭伤的部位也会造成一定的影响，扭伤后怎样的处理才是正确的呢？是选择热敷还是冷敷呢？今天就来给大家介绍一下。

一、冷敷

冷敷的主要作用是能够收缩毛细血管达到止血的目的，减轻局部的炎症反应。对于急性创伤，在受伤后的48小时之内冷敷伤口是最佳时机，每次冷敷的时间在15 ~ 20分钟，间隔1 ~ 2小时，但是要注意避免冰块直接与皮肤接触，建议使用薄毛巾包裹冰块进行冰敷，以免出现冻伤的情况。对于寒冷刺激极度敏感者及中老年人动脉供血不足者，慎用冰敷处理，建议去医院及时就诊。

二、热敷

热敷的主要作用是缓解疼痛，减少肌肉的痉挛，能够使痉挛的肌肉放松，对于损伤的部位可以增加血供，促进血液循环，使伤口得到愈合。热敷主要是针对急性损伤的后期，也就是说受伤 48 小时后进行热敷有利于促进局部的血液循环，对于血肿及水肿有较好的吸收作用，从而能够有效地促进扭伤的恢复。热敷的时间控制在半小时内为宜，温度在 40 ~ 50℃，每天可以进行 2 ~ 3 次。并且，在热敷之后也可以使用一些红花油来进行按摩，这样可以帮助扭伤部分恢复更迅速。对于皮肤感觉异常、有外周血管疾病或深静脉血栓的患者，不建议自行热敷，请及时前往医院进行处理。

以上就是关于扭伤后正确的冷敷和热敷处理办法，扭伤在日常生活中还是比较常见的，但是对于一些自己处理不了的扭伤，还是要交由专业的人士进行处理哦。

第二十七节　“开口笑”助力骨折患者创伤应激情绪康复

创伤后应激障碍作为心因性精神障碍的一种，是指遭遇异乎寻常的威胁性、灾难性心理创伤，导致延迟出现和长期持续的精神障碍。伴有相关症状：如反复出现创伤经历，回避和情绪木讷，警觉性增高等。

中医《医学正传》指出：情志致病损伤五脏，有“喜、怒、忧、思、悲、恐、惊，谓之七情，七情通于五脏：喜通心，怒通肝，悲通肺，忧思通脾，恐通肾，惊通心肝。故七情太过则伤五脏……”说明情志变动可以损伤内脏，其中首先是心，因心为五脏六腑之大主，为精神之所舍。另外，不同的情志变化，对内脏又有不同影响，如《素问·阴阳应象大论》中说：“喜伤心，忧伤肺，怒作肝，思伤脾，恐伤肾”。但一般来说，情志伤脏，常以心、肝、脾三脏的症状多见。

情志变动影响气机，《素问·举痛论》云：“百病生于气也。怒则气上，喜则气缓，悲则气消，恐则气下，思则气结，惊则气乱。”说明不同情志变化对人体气机活动的影响是不相同的，所以导致的症状亦各异。反之，内脏变化也可引起精神情志的变化，如《素问·宣明五气篇》中说：“精气并于心则喜，并于肺则悲，并于肝则怒，并于脾则思，并于肾则恐，是谓五并，虚而相并者也。”《灵枢·本神》中又说：“肝气虚则恐，实则怒”“心气虚则悲，实则笑不休”。所以，当患病后，不论急性病还是慢性病，都可导致精神情志的变化，而情志变动反过来又可导致脏腑功能进一步紊乱。

历代医家主张：“善医者，必先医其心，而后医其身”。凡心之病当须用心药治才能见效。

应对方法包括以下几种。

一、个人准备

调摄精神：首先自己保持情绪安宁，不要暴喜暴怒，以免引起气机紊乱，脏腑功能失调，要宁静、乐观、豁达，应做到节制情欲，避免情绪波动，保持良好的精神状态，使脏腑气血功能旺盛，而疾病早日痊愈（图 3–8）。

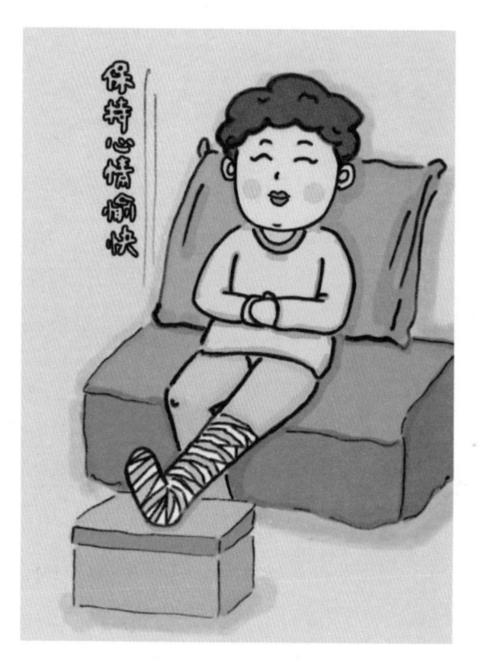

图 3-8 保持心情愉快

二、环境准备

室内环境整洁、安静、空气新鲜、光线充足，保持充足的睡眠时间，家属的陪伴也必不可少，适当通过开导法的运用可解除患者不良的情绪，从而使患者心境坦然，精神愉快，心情舒畅、气机条达，气血调和，脏腑气血功能旺盛，促使疾病早愈。

三、医务人员准备

主要是通过医务人员的语言、表情、姿势、态度、行为及气质等来影响和改善患者的情绪，解除其顾虑和烦恼，从而增强战胜疾病的意志和信心，减轻消除引起患者痛苦的各种不良的情绪和行为，使患者能在最佳心理状态下接受治疗和护理，达到早期康复的目的。

正如《素问·经脉别论》中说的：“当是之时，勇者气行则已；怯者则著而为病也”，凡激怒、忧郁、焦虑，特别是对自己所患“不治之症”的恐惧忧虑心理，往往能促使或加速病情向坏的方向发展。反之，保持开朗乐观的思想情绪，对战胜自己疾病充满信心和意志顽强的人，将有利于抗邪能力的提高，促进疾病向好的方向转化。说明情志护理在疾病预防治疗中的重要作用和意义，通过怡养心神，调摄情志，调剂生活等方法，从而达到保养身体、减少疾病、增进健康、延年益寿的目的。

第二十八节 骨折患者的心理三部曲

一、早期——焦虑、恐惧

一个人因车祸或跌倒等原因而致骨折时，第一心理反应就是焦虑、恐惧，担心骨折不愈合或致残疾。首先，目前的医疗水平日益提高，医疗设备日臻完善，骨折并不是不治之症；其二，每个人的自愈能力均很强，并不一定会影响患肢的功能。因此，当不幸降临时，每个人应有一个清醒的认识，积极配合治疗，所以针对患者这样的心理状态，我们要做出相应的心理指导。刚入院的患者由于疼痛及活动受限，对医院及周围的环境及医护不熟悉，所以会表现出焦虑、恐惧、急躁、无助的心理，长期会处于相对负面的状态中。针对患者的心理特点，对入院患者要热情接待，介绍有关情况、环境、管床医师及责任护士，消除患者的陌生感。我们也要对于患者的每一点微小的进步都不时地进行鼓励，并介绍典型的治愈病例，更使其坚定治疗信心，从而主动积极配合治疗，建立医患之间的信任度，从而加强患者战胜疾病的信心，以便早日康复。同时责任护士应当要经常与患者交谈，及时掌握患者的心理状态，更好地为患者服务，并且在各项治疗护理操作中要熟练，使患者从怀疑到信任，形成安全感。

二、中期——操之过急，盲目乐观

一般骨折的患者到了治疗中期，随着患肢局部肿痛明显减轻，原本功能受限的，部分得到恢复，这时患者的心理会逐渐麻痹，在配合治疗上不像早期那么认真，对医护的嘱咐也不那么上心，想过早离院回家从事体力活动。其实，骨折中期仍然是危险期，患者稍有不慎，即可发生再移位，从而加大骨折愈合的难度，甚至因此要重新手术，或者重新手法复位，这个时期局部软组织已经基本恢复正常，骨折已经接近临床愈合，除了跟骨折移位方向一致的活动，其他方向的活动可以加大范围，中医治疗以舒筋活络法治疗，骨折已经达到临床愈合标准，外固定已经解除，关节功能基本恢复，患者可以做一些轻便工作，使各关节功能在不知不觉中得到全面锻炼。因此，我们要详细向患者介绍骨折愈合的分期，让患者了解骨折愈合的过程，消除患者盲目乐观的心理。

三、晚期——悔不当初

功能锻炼是骨折治疗中的一个重要内容，但往往被患者所忽视。不少患者忽视医师的锻炼项目，等再次复诊时，关节僵硬，功能受损，患者才会悔不当初。在医师的指导下，及时进行适当功能锻炼，是恢复患肢功能、促进骨折愈合的重要过程。在这个时期，医护人员应当对患者强调功能锻炼的重要性，把握患者的心理状态，可以为患者录制相应部位骨折的功能锻炼方式的视频，切实使患者掌握功能锻炼的方法，让患者列每日计划，还可以为患者建立微信群，实行打卡制度，监督患者，使每日功能锻炼落实到位。

第二十九节　骨折术后如何食补

骨折患者吃什么好，吃什么不好，要根据患者骨折情况的不同而定。在骨折的不同时期，对饮食的要求也不尽相同。所以患者要谨遵初、中、后三期划分，饮食也要根据病情的发展，配以不同的食物，以促进血肿吸收或骨痂生成。

一、骨折初期（伤后一至二周）

患者疼痛严重，红肿发热。受伤部位瘀血肿胀，经络不通，气血阻滞，此期治疗以活血化瘀，行气消散为主。中医认为，瘀不去则骨不能生，瘀去新骨生。可见，消肿祛瘀为骨折愈合之首要。饮食原则以清淡易消化而富有营养为主，宜通络理气，选清淡通便之品。我们可以多饮水，补充各类维生素、优质蛋白和膳食纤维，如鱼肉、鸡蛋清、带叶蔬菜和含糖量较低的瓜果等。部分患者长期制动在床，肠道蠕动减弱，膳食纤维可以帮助排便，防止便秘。忌食容易引发便秘的糯米制品，容易上火的辣椒，炸制食品，容易引发过敏的热带水果和海鲜等。糖尿病的朋友一定要严格控制血糖，减少米饭、水果等糖分摄入，防止血糖高导致伤口不愈合。尤不可过早给以肥腻滋补之品，如骨头汤、煲鸡、炖水鱼，否则，瘀血积滞，难以消散，使骨痂生成迟缓，影响日后关节功能的恢复。

二、骨折中期（伤后三至四周）

骨折恢复中期，瘀血大部分吸收，治疗宜以祛瘀生新，接骨续筋为主。可食健脾和胃，调和营血之品，饮食由清淡转为适当的高营养补充，以满足骨痂生长的需要，补充维生素（A、D）、钙及蛋白质，如排骨汤、动物肝肾、大枣泡茶饮、豆制品、鸡肉、黑木耳、核桃等。

三、骨折后期（伤后六至八周）

骨折肿胀基本吸收，组织重新塑形，已经有骨痂形成，治疗宜补，通过补益肝肾、气血，以促进牢固的骨痂形成，以及舒筋活络，使邻近的关节自由灵活运动，恢复以往功能。原则上以调理肝肾，补益气血为主。饮食上可以解除禁忌，以高营养、高热量的食物给以进补，如豆制品、瘦肉、红枣、羊牛肉、动物肝肾等，能饮酒者可给予杜仲骨碎补酒、虎骨木瓜酒。

骨折患者除了在最初一些日子里可能伴有轻微的全身症状外，其余时间里大多没有全身症状，所以和一般健康人的日常饮食相仿，选用多品种、富有各种营养的饮食就可以了。要注意使食物易于消化和吸收，慎用对呼吸道和消化道有不良刺激的辛辣之品（辣椒、生葱、芥末、胡椒）等。在全身症状明显的时候，应给予介于正常饮食和半流质饮食之间所谓的软饭菜，供给的食物必须少含渣滓，便于咀嚼和消化，烹调时须切碎煮软，不宜油煎、油炸。为了更快更好地促进骨折愈合，骨折患者还应根据骨折愈合的初、中、后三个阶段，根据病情的发展，配以不同的食物，以促进血肿吸收或骨痂生成。

正确的饮食可以帮助骨折患者更好地恢复，但不要忘了适当安全的运动可以提供合适的应力，骨小梁（骨组织的基本单位）的架构会更加稳固，使得骨折部位在修复时获得更多的韧性，减少再次骨折的可能，也会增强本体感觉，减少再次跌倒的风险。让我们健康吃起来，健康动起来，回归家庭，回归社会！

第三十节　骨折后口渴能大量喝水吗?

对于比较严重的骨折患者，如全身多部位的骨折、骨盆骨折、严重的开放性骨折及骨折合并多发伤等，由于广泛组织的损伤，大量的失血或者剧烈的疼痛很容易出现休克，这些都有可能导致骨折患者出现明显的口干、口渴的感觉。中医认为人体外伤后骨折归类为伤筋动骨，特别是那些比较严重的伤筋动骨往往会出现骨断筋离，血脉离断，血溢脉外，此时骨折患者轻者会因为阴血不足而有口干、口渴、尿少的情况；如果骨折导致溢血过多，气为血之帅，血为气之母，这时会出现气随血脱的血脱证（休克），骨折患者除了前面有口干、口渴的情况外还会出现自汗淋漓、尿少、四肢发冷，甚至意识障碍的表现。

现代社会中随着生活水平的提高和人口的老年化，糖尿病（消渴证）患者越来越多，糖尿病（消渴证）骨折患者也并不少见，特别是老年糖尿病（消渴证）骨折患者非常常见，这一类骨折患者即使骨折不严重也很容易出现口干、口渴的症状。当然还要考虑外伤骨折本身也可以引起人体应激性血糖增高，这对本身患有糖尿病（消渴证）的骨折患者来说可以说是雪上加霜啊！

中医认为消渴证病位主要在肺、胃、肾，基本病机为阴津亏耗，燥热偏盛。消渴日久，病情失控，则阴损及阳，热灼津亏血瘀，而致气阴两伤，阴阳俱虚，络脉瘀阻，经脉失养，气血逆乱，脏腑器官受损而出现疖、痈、眩晕、胸痹、耳聋、目盲、肢体麻疼、下肢坏疽、肾衰水肿、中风昏迷等兼症。骨折病由于人体伤筋动骨后其局部及全身机能会发生很大的变化，局部因骨和筋脉错位、离断、血溢脉外，气伤痛、形伤肿，气滞血瘀，不通则痛。临床表现出局部肿胀、疼痛、畸形、功能障碍。全身情况由于伤筋动骨后最容易出现血溢脉外而导致阴血不足、津枯肠燥；久病卧床加上紧张、焦虑、烦闷而导致肝气郁结甚至加重气滞血瘀，甚至导致气血亏虚。所以消渴证与骨折病同时出现的时候都会表现出口干、口渴的症状。

那么骨折后口渴能大量喝水吗？

很显然，当我们遇到比较严重骨折的患者出现口干、口渴的症状时，就要马上想到血脱证（休克）前期或已经是血脱证（休克）了，口渴也许就是一个重要提示！仅仅用大量喝水是解决不了问题的，这时大量的给患者喝水甚至会因为他此时的紧张、焦虑或意识模糊而造成呛水堵塞呼吸道的危险！此时最好的办法是帮助患者平静心情，保持呼吸道通畅，尽量保持患者体位不动，当然如果能懂一点急救常识的话可以现场做好患者受伤部位的临时固定、止血。同时等待医师护士的处理。

遇到一般骨折患者出现口干、口渴，这时往往就要考虑是消渴证和骨折病的病因病机共同作用的结果，还是由于骨折的刺激会引起应激性血糖升高而导致的。一般骨折的患者由于出血疼痛刺激，气滞血瘀会造成人体需水减少，此时口干、口渴只是人体过度消耗之后的安静状态，大量喝水并不能解决根本问题，但也不要有过度的担心，只要报告医师和护士进行血糖或糖化血红蛋白的监测来排除是应激性反应还是消渴证的影响即可。

总之，骨折后口渴要么是提示患者可能会是比较严重的外伤，在给予喝水时一定要判断是否有血脱证（休克）的可能，如果遇到这种情况建议还是不要随意给予喝水，重点注意保持呼吸道通畅，等待医师和护士的处理才是关键。合并有消渴证（糖尿病）的骨折患者，口渴时可以适量的给予喝水，但主要关注的还是要通知专业医师和护士来处理。

第三十一节　“多吃排骨骨头就长得快”是对的吗?

骨折患者（或术后患者）由于骨和软组织生长和修复的需要，需要加强营养，骨头、伤口才长得快。“多喝排骨汤补骨”的观念已为人们广泛接受，这一观点来自于中医以形补形的食疗理论，认为这样能够增加人体对钙的吸收，从而尽快修复骨的损伤，如今这种观点已被医学科学研究和临床观察所颠覆。

人在发生骨折后，骨的断端钙盐在一段时间内是会跑到血液中去的；而骨折患者，由于活动量少，全身骨骼产生失用性脱钙，大量的钙也会从骨中跑到血液里。此时患者如食用大量排骨汤，则血钙增高，易引发尿路结石。再者，大量喝肉汤还会导致骨内有机质和无机质比例失调，而延长骨折的愈合期。另外，常食用油腻厚味的排骨汤，影响患者的食欲，进而发生消化不良或腹泻，且影响患者对其他营养素的吸收，对骨折的正常愈合是不利的。

对骨折患者的营养需求与膳食，宜选用多品种，富有各种营养的饮食就可以了，为了更好地促进骨折愈合，骨折患者还应该根据骨折愈合的早、中、晚三个阶段，根据病情的发展配以不同的食物，以促进血肿吸收或骨痂生成。

第一阶段：伤后 1 ~ 2 周为炎症消退期，主要临床表现为局部肿胀、疼痛，骨折端也易发生移位，软组织处于修复阶段。此时由于创伤对胃肠道的刺激，短期内出现肠蠕动减慢、腹胀、食欲不振等。因此饮食应以清淡易消化为主，选用多品种，富有各种营养、介于正常饮食与半流食之间的软食，如新鲜蔬菜加瘦肉末做成的软面食、豆制品、蛋类等，忌辛辣、油腻食品。

第二阶段：伤后 3 ~ 5 周为骨痂形成期，此时的饮食应由开始的清淡改为高营养、高蛋白、高热量饮食，用于增加全身营养。满足骨痂生长的需求，如排骨汤、瘦肉、炖水鱼、动物肝脏、乳制品等。老年人骨折多由骨质疏松引起，因此还应加补高钙饮食，如豆类、海带、虾皮、芝麻等，同时可以补充维生素 D，以利于钙的重吸收，戒烟、酒。

第三阶段：伤后 6 ~ 8 周为骨痂成熟期，这时的饮食应以滋补为主，除正常饮食外还应加补猪、羊骨汤，炖老母鸡汤等。

第三十二节　如何看待骨折与“坐、卧、立、行、视”的关系？

人体骨架是由206块骨头组成，每一块骨头对人体都有着特殊的意义。不同部位骨折的治疗目的都一样，那就是尽量想办法把骨折恢复到原有的骨骼形态来长好，然而不同部位骨折在治疗及康复方面又有着各自不同的要求与特殊性。“视、卧、坐、立、行”是我们每一个人生活中最常见的人体生命活动，骨折后的患者同样也不能回避人体这五种最常见的生命活动。大家会问为什么偏偏要提“视、卧、坐、立、行”与骨折患者有着很重要的关系呢？原来中医学《素问·宣明五气》中提到“五劳所伤，久视伤血，久卧伤气，久坐伤肉，久立伤骨，久行伤筋”。看来骨折患者在整个治疗和康复过程中如果把“视、卧、坐、立、行”运用得恰到好处，对骨折的恢复会有很大的帮助！

一、骨折患者不能久视

中医认为，肝主藏血，开窍于两目，肝得血而目能视。反之用眼过度，长久视物（如棋盘、电视、书籍、手机、电脑等）就会损伤肝目，使体内精血减少，从而出现视物不清、眩晕等不适之症。然而骨折的患者往往在治疗的初期因各种制动活动的限制，很多患者就会不知不觉的长时间看手机、电视等，造成久视伤血，而血藏于肝，肝主筋，肾主骨，最终导致气血亏虚，肝肾不足。严重的结果可能为筋不续骨不连。

二、骨折患者不能久卧

“气”是人体生命活动的最基本物质，是维持生命延续的能源。中医认为“气为血之帅，血为气之母”“气为血帅，气行则血行”。也就是说，如果骨折患者卧床时间过久，就会导致气滞血瘀，气血亏虚。而骨折患者特别是老年骨折患者更加要注意不能长时间卧床。即使有些部位的骨折会要求不得不卧床制动，我们也一定要想办法在医师的指导下多翻身，进行适当的肌肉收缩（等长或等张）等功能锻炼。同时积极配合医师尽快进行有利于早期下床活动的治疗方案（包括积极的手术治疗）。当然也要配合医师运用中医药辨证施治，以行气活血、补益气血、活血祛瘀等方法进行久卧伤气的预防。

三、骨折患者不能久坐

有一部分骨折患者如上肢部位骨折或已行手术治疗后能坐的患者，也很容易久坐不想活动。中医认为人体中皮、肉、筋、骨、脉各有所主，其中脾主肌肉、四肢。如果久坐不活动，会使脾脏功能活动受损，从而导致肌肉萎缩。许多人特别是骨折患者久坐后会感觉身体困倦就是这个道理，如果出现这种情况最好是要注意避免久坐，同时多吃一些莲子、山药、薏苡仁等食物，安静坐上 20 ~ 30 分钟后就要想办法改变活动状态。

四、骨折患者也不能久立

骨折患者特别是脊柱或下肢骨折的患者，在治疗一定阶段后肯定会面对下床负重站立的情况。中医认为肾主骨生髓，也就是说骨骼由肾脏主管，长久站立不仅仅会使骨骼的运动、屈伸功能产生负担，出现关节疼痛、肿胀甚至再次变形和骨折，还会造成肾脏的损伤。所以骨折的患者更加不适合长时间的站立。

五、骨折患者不能久行

同样，骨折患者在治疗后期进行康复训练时也不能长时间的行走，中医讲肝主筋，其华在爪，意思是筋附于骨节，营养来源于肝脏。由于筋的收缩舒张，全身的肌肉关节活动自如，长时间行走会使筋始终处于一种紧张状态，进而损伤筋骨和肝脏，也不利于骨折的恢复。

总之，骨折患者如果按要求处理好“视、卧、坐、立、行”的关系，不仅可以规避五劳的损害，同时也可以很好地帮助促进骨折的恢复（图 3-9）。

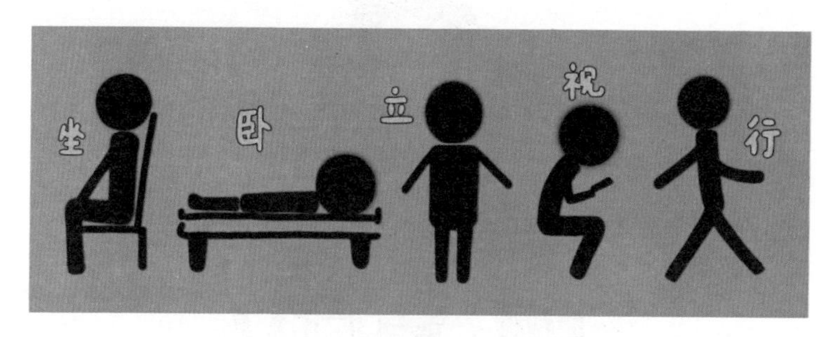

图 3-9　骨折患者要处理好坐、卧、立、视、行

第三十三节　骨折患者没有食欲是什么原因？

当人体遭受创伤骨折后会出现伤处明显的疼痛，还可以引起全身各个系统脏器出现一系列反应，加上骨折后不能活动，心理压力过大等原因都会引起胃肠功能一时紊乱，出现食欲不振、消化不良，严重时可发生应激性胃溃疡等（图 3-10）。

“民以食为天”，骨折患者也一样。让骨折患者吃好，是家庭护理中很重要的一条。根据骨折愈合的早、中、晚三个阶段，根据病情的发展，配以不同的食物，以促进血肿吸收或骨痂生成。

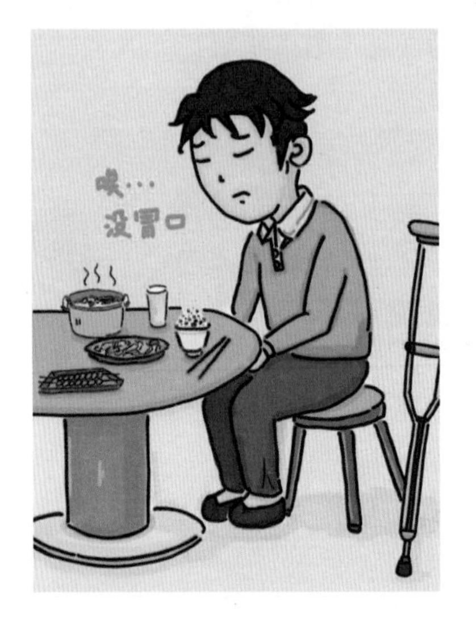

图 3-10　骨折患者食欲差

一、骨折早期

受伤部位瘀血肿胀，经络不通，气血阻滞，这个时期治疗以活血化瘀，行气消散为主。饮食配合原则上以清淡为主，如蔬菜、蛋类、豆制品、水果、鱼汤、瘦肉等，忌食酸辣、燥热、油腻之品。

二、骨折中期

瘀肿大部分吸收，此期治疗以营养止痛，祛瘀生新，接骨续筋为主。饮食上可在初期的食谱上加以骨头汤、动物肝脏之类，以补给更多的维生素（A、D），钙及蛋白质。

三、骨折后期

骨折部瘀肿基本吸收，已经开始有骨痂生长。饮食治疗宜补，通过补益肝肾、气血，以促进更牢固的骨痂生成，以及舒筋活络，使骨折部的邻近关节能自由灵活运动，恢复往日的功能。饮食上可以解除禁忌。

第三十四节　中医怎样看骨质疏松

骨质疏松症在中医称为“骨痿”，归属于虚劳之范畴。《医门法律·虚劳门》云：“饮食少则血不生，血不生则阴不足以培养，势必五脏齐损。”脾主运化，肾主藏精，该病与脾、肾两脏密切相关，该病进展缓慢，多在中老年后发病。本病病因病机以肾精亏虚、脾肾气虚为本，瘀血阻络为标，故本病分为脾气虚型及肾阴虚型。

脾气虚型：饮食不节，损伤脾胃，久则脾胃功能衰弱，影响水谷精微之化生，气血之生长，内不能和调于五脏六腑，外不能洒陈于营卫经脉，加上患者年老体弱，肢体少动，日久酿成本病。

肾阴虚型：肾主藏精，其充在骨，肾阴不足则骨无以充，故骨骼疼痛酸楚，甚至可见骨折，此外久卧亦能损伤神气，引起脏腑不荣，气血亏虚，卫外不固，外邪入侵，而渐致本病。

现代医学认为本病由以下几个方面引起，包括内分泌因素、营养因素、失用因素、遗传因素，以及酗酒、嗜烟等因素。

中医治疗骨质疏松症时以调补脾肾为本。《理虚元鉴·治虚有三本》云："脾为百骸之母，肾为性命之根，治肺治脾治肾，治虚之道毕矣"，又有"虚者补之"。《内经》曰："男子八岁，肾气实，发长齿更……七八……天癸竭，精少，肾脏衰，形体皆极。八八则齿发去""女子七岁，肾气盛，齿更发长……七七，任脉虚，太冲脉衰，天癸竭，地道不通，故形坏而无子也"。可见肾精的盛衰和年龄有密切关系，随着年龄增长，肾精逐渐由盛转衰。

骨质疏松症不仅可治，而且可防，骨质疏松症的防治应贯穿生命的全过程。骨质疏松症的防治目标为改善骨骼生长发育，促进成年期达到理想的峰值骨量，维持骨量和骨质量，预防增龄性骨丢失，避免骨折。

防治措施主要包括以下三个方面。

1. 基础措施

调整生活方式和骨健康基本补充剂。调整生活方式包括加强营养，均衡膳食；充足日照；规律运动；戒烟；限酒；避免过量饮用咖啡；避免过量饮用碳酸饮料；给予骨健康基本补充剂，如钙剂、维生素 D 等。

2. 药物干预

中医治疗包括参苓白术散加减、左归丸、六味地黄丸等的应用；现代医学包括骨吸收抑制剂、骨形成促进剂等的应用。

3. 康复治疗

包括运动疗法、物理治疗、针灸、按摩、中药外敷等。

第三十五节　伤筋动骨真的要 100 天吗？

老百姓当听到骨折或者受伤后都想起了那句俗语“伤筋动骨 100 天”，其含义是指机体受到创伤后需要经过一百天才能痊愈，这话是有一定道理的，但具体情况还是得具体分析。骨折愈合是一个连续不断的过程，书本上将骨折愈合分为三期，分别是：①血肿机化期；②骨痂形成期；③骨折塑形期。一般我们看到的拆除石膏或者固定的时候为骨折临床愈合，这时是在骨折愈合的骨痂形成期，这一时期需要 4 ~ 8 周。这时骨折的部位仅为骨痂连接起来，受伤肢体可以适当活动并可以承受一定外力，但这时骨折部位并未完全愈合，还需要通过刺激骨痂进行塑形，使骨折断端形成骨性连接，这一时期需要 8 ~ 12 周。这样从骨折开始到达骨性连接一般需要 3 个月左右的时间，所以说“伤筋动骨 100 天”是有一定道理的。但是骨折愈合过程受到许多因素的影响，如年龄、身体健康状况、骨折部位、骨折类型、软组织损伤程度、是否感染及治疗方法等。如小儿骨折愈合较快，一个月左右就基本愈合，成年人往往需要 3 个月左右才能愈合。

骨折后我们应该怎么做才能恢复得快呢?

1. 正确治疗很关键

要想骨折恢复快，首先就要选对治疗方法，在正规的医院里经过专业的医师进行诊断与治疗，骨折后到底是采取保守治疗还是手术治疗，取决于骨折的部位、骨折的类型、骨折有没有错位、骨折复位后是不是稳定，以及有没有重要血管神经损伤等。一般来说稳定的且没有神经血管损伤的骨折均可尝试保守治疗。而错位明显的、不稳定型的骨折或者合并重要血管神经损伤的骨折则往往需要手术治疗，但具体情况还得具体分析，不能一概而论。

2. 康复锻炼要跟上

骨折后，很多人认为需要卧床休息，特别是腿部骨折的，在床上一躺就是几个月，这种错误的认识直接影响最终的功能康复，因为合理的运动锻炼，不但能促进局部血液循环，加速新骨的形成，而且能够保障肢体功能的恢复，从而缩短骨折恢复进程。但需要注意的是，骨折锻炼不能盲目进行，需在医师指导下分阶段进行，而运动量则需要通过定期复查结果，了解骨折愈合情况，来确定下一步康复锻炼计划。

3. 合理饮食要注意

骨折早期局部瘀血未消，活动量比平时明显下降，宜进食清淡、易消化的食物，尤其不能吃油腻、刺激的食物；骨折中期肢体肿胀逐渐消退，在部分负重能力恢复的情况下可以自主活动，此时可适当增加营养丰富的食物，满足骨痂生长的需要；骨折晚期肢体活动能力更高，卧床时间明显减少，可进食高营养的食物，以及富含钙、铁、磷等矿物质的食物。

第三十六节 骨折后“变天痛”是怎么回事？

你有没有听街坊邻居或者七大姑八大姨说过，我这受过伤的腿啊，就是天气预报，变天它肯定痛。这是怎么回事？

骨折后局部刺痛、晚上明显、变天加剧之所以缠绵难愈，是因为其病因病机主要是瘀血与风寒湿邪相合或再兼有肝肾精血不足，多种病因叠加而导致的。一般认为伤后未能及时治疗或治疗不彻底，以致瘀血结而不化，气机阻塞而不通则痛，如《杂病源流犀烛》说：“跌仆闪挫，卒然身受，由外及内，气血俱伤病也。”明代医家薛己在《正体类要》中指出：“肢体损于外，则气血伤于内，营卫有所不贯，脏腑由之不和”。说明人体的皮肉筋骨在遭遇外伤时，可影响体内，引起气血、营卫、脏腑等一系列的功能紊乱，内外皆受损。“邪之所凑，其气必虚”亦在说明外伤使人体正气受损后，又易招致外邪侵袭，且阴雨天，风寒湿邪较重，易侵袭人体受损的经脉筋骨，阻遏气血，气血停滞，不通则痛。清代医家王清任在《医林改错》中有如下描述："病在皮肤，易于为功，病在筋骨，实难见效。因不思风寒湿热入皮肤何处作痛，入于气管，痛必流走；入于血管，痛不移处……用身痛逐瘀汤"。明确提出了有些病证要给予行气活血与祛风寒湿邪并重的治法。首先因损伤导致气滞血瘀留滞体内；继之因局部瘀血阻滞，气血运行不畅，营卫不周而易受风寒湿邪，瘀血与风寒湿互相结合，使局部经脉闭阻加重，致使病情缠绵；再者患者因病久不愈，有些又兼有精血亏虚不足。这三大要素共同作用而产生变天时受伤部位的疼痛。

很多时候老百姓们的治疗集中在活血化瘀上，吃三七、红花等药物，但单纯这样还不够，需辨证论治，多管齐下。首先要增强体质，所谓"正气存内，邪不可干"，强健的身体可以抵御风寒湿邪的侵袭；再则保持居住场地的温度、湿度适宜，根据天气变化及时增减衣物，防寒防潮。倘若已经"旧伤复发"，还得去往医院找专业的中医骨伤科医师四诊合参。局部怕冷，变天加重是局部兼受风寒湿邪的表现特征，一般在活血行气，祛瘀通络的基础上，加以祛风散寒除湿的药物。如果局部刺痛且晚上加重，则是瘀血的表现特征；部分患者还兼有腰酸，不能久立久弯是精血不足的表现特征，这种情况就需要再配伍补益肝肾精血的药物。

看完之后，您的疑问解决了吗？

第三十七节　哪些部位骨折好发于老年人？

随着社会的发展，以及人类平均寿命的增长，中国逐步进入老龄化社会。根据国家统计局最新颁布的统计数据，2021 年我国 60 周岁及以上人口为 25388 万人，占总人口的比重为 18.1%。

随着老年人越来越多，一些老年妇女的骨折近年来也越来越多。那么究竟哪些骨折好发于老年人？又为什么好发于老年人呢？

中医认为脾主筋、肾主骨，随着年龄增长，肝肾亏虚致筋骨失养，筋骨失养则遇外力骨折；现代医学认为老年人都有不同程度的骨质疏松，尤其是老年女性因绝经引起内分泌紊乱，骨质疏松程度重于老年男性，遇外力更易骨折。

老年人骨折常好发于肱骨近端、桡骨远端、胸 12 至腰 1 椎体、股骨颈及股骨粗隆等部位。这些骨折的共同点是松质骨与密致骨交界处或力量传导之处较脆弱，遇外力易出现骨折。既然已经明确老年人易发生骨折的原因及机制，那么对于积极预防和改善骨质疏松意义重大。老年人可积极补钙，以及进行适当体育锻炼以改善骨质疏松并避免摔倒。但如果不慎引起上述部位损伤也不要紧张，尽快到正规医院治疗预后效果还是非常好的。

对于“哪些部位骨折好发于老年人?”你了解了吗?

第三十八节　糖尿病足中医有办法吗?

糖尿病足是糖尿病严重并发症之一，多数糖尿病足患者因感染或缺血性坏宜致残，其治疗尤为棘手，而中医药在糖尿病足的辨证论治方面有独特优势。古籍记载《圣剂总录·消渴门》曰:“消渴者……久不治，则经络壅涩，留于肌肉，发为痈疽。”《卫生宝鉴》曰:“消渴患者足膝发恶疮，致死不救。”《诸病源候论·消渴病论》曰:“津液竭，则经络涩，经脉涩，则营不行，热气留置，故成痈疽。”因此糖尿病足中医认为其本质仍为消渴，其证特点本在肺燥、胃热、肾虚，久病耗伤人体正气，气虚无以推动血行，血不行则气血停滞，气虚无以生血，血虚无以濡养，兼或夹杂因寒凝湿阻，或因湿热蕴阻，或因金刃损伤，足之皮肉筋骨逐渐生腐，其为本虚标实，虚实夹杂之证。中医证型分为以下几类。①寒凝湿阻:其足部发凉喜温，或加有肢体麻木不仁，得温则减，夜间痛甚，其溃疡或干黑或少脓，其皮如秋叶，甚至如麻绳，其骨如枯木，其血脉似有其形而如浅流遇砂石，舌淡或青紫苔滑脉沉细或沉迟;予以温阳散寒，祛湿通络。②湿热蕴阻:其足红肿发热，疼痛或剧烈或无痛，其皮肉筋骨破溃腐烂，气味巨臭，进展迅速，伴有身热、心烦、口渴，尿黄、便秘，舌红，苔黄或黄腻，脉细数;予以养阴清热，脱骨排脓。③金刃损伤：其足由金属，或它因致皮肉损伤，迅速化脓扩散，气血阻断。予以滋阴补阳，活血化瘀。

第三十九节 什么是肝主筋肾主骨?

肝主筋肾主骨出自《黄帝内经》，该书是我国最早的一部医学典籍，较全面、系统地阐述了人体解剖、生理、病因病机、疾病诊断及治疗等基础理论，奠定了中医理论体系的基础。中医认为人体是一个统一的整体，体表与内脏、内部脏腑之间有着密切的联系，不同的体表组织有不同的内脏分别主宰。脏腑发生病变，必然会通过它的有关经络反映在体表；而位于体表的组织病变，同样可以影响其所属的脏腑出现功能紊乱。如“肝主筋”“肾主骨”“脾主肌肉”等。肝藏血主筋，肝血充盈，筋得所养，活动自如；肝血不足，血不养筋，筋的功能就会发生障碍，出现手足拘挛、肢体麻木、屈伸不利等症状。肾藏精气，精生骨髓，骨髓充实，则骨骼坚强；肾精不足、骨髓空虚可致腿足痿弱而行动不便，或骨质脆弱，易于骨折。而同时，当发生筋伤或骨折时，一般需从肝肾论治，滋补肝肾，促进筋骨愈合。

第四十节　什么是伤筋?

日常生活中，总听到人说伤了筋，那到底什么是筋呢，广义的筋是皮肤、皮下组织、筋膜、肌腱、韧带、肌肉、关节囊、关节软骨、椎间盘、腱鞘等组织的总称。筋的主要作用是连接人体骨骼关节，控制关节运动。凡是跌打损伤，筋每首当其冲，受伤机会最多。所以在临床上，不仅扭伤挫伤会伤筋，骨折脱位同样会伤到筋。还有慢性劳损也会伤到筋。

受伤以后，首先是尽量保持伤处不动，没有伤口的可以做局部冷敷，喷上云南白药，有伤口的立即用手指或干净衣物毛巾等压迫止血，症状严重的及时到医院就诊。

伤筋以后，尤其是筋断了，可以接起来吗？答案是可以的。像手足部肌腱等都是可以直接缝合的，只有少数韧带损伤需要稍复杂一些的重建手术。

第四十一节　大拇指活动时老有响声是怎么回事?

很多劳动者发现自己大拇指活动的时候能听到啪啪响声，响就疼痛，这是怎么回事？其实这就是弹响指。它是指手指活动的时候可以听到或感觉到手指关节的弹响声。其病因为局部气滞血瘀，筋失濡养，导致筋肉挛缩结节而产生疼痛，活动时弹响；或长期关节活动过度，积劳损伤，导致肌筋增厚、粘连、挛缩，活动时引起弹响。无明显不适者，无须特殊治疗；有疼痛不适者，可采用休息、手法治疗等非手术治疗，若疼痛严重影响功能或造成心理障碍，可手术治疗。其非手术治疗主要以推拿按摩加以休息，之后封闭，再进行小针刀治疗为主，最后可调以中药壮筋养血内服。

第四十二节　伤筋动骨是不是都要吃“田七粉”？

俗话说得好，“伤筋动骨一百天”，说明伤筋动骨后治疗恢复的时间长，然而很多人伤筋动骨后想要恢复得快点，听说“田七粉”是一味很好的治跌打损伤药，于是乎盲目地把这一味伤药从受伤吃到“伤好”为止。结果是钱是花出去了，可好像也没见好得快呀？今天我们就来聊聊“田七粉”到底是不是在伤筋动骨后一直都要吃的跌打良药。

田七又叫三七、人参三七、参三七、滇七、山漆等，性味归经为甘、微苦、温，归肝、心经。功效为化瘀止血、活血定痛。田七为化瘀止血之要药，各种血溢、血瘀之证皆用，功效强而应用广。又性味甘温，兼能补益，虚弱患者尤宜。应用在：①用于各种出血证，治吐血、衄血、咳血、便血、崩漏、产后失血过多及创伤出血等。可单独应用，研粉内服外敷均可或与其他止血药同用。②用于各种瘀血疼痛，治疗跌打损伤瘀血肿痛，三七粉可以内服外敷。

著名伤科成药“云南白药”以三七为主要成分之一。近年用三七单味或复方治疗胸痹痛，有一定疗效。瘀血引起的脘腹疼痛、痛经等亦可应用，用法用量以研粉吞服 1 ~ 3 g。

现代医学还发现：田七粉含三七皂甙，能收缩血管，缩短凝血时间，起止血作用。所含黄酮甙能扩张冠状动脉，增加冠脉流量，减低心肌耗氧量，改善心肌缺血状态，临床用三七单味或复方治疗冠心病，对心绞痛疗效较好。临床报道以三七粉、白及粉治消化道大出血，以三七粉治支气管扩张、肺结核、肺脓肿之咯血均有效。

我们再来看看伤筋动骨后中医骨伤内治法：中医认为根据伤筋动骨后人体中医病因病机变化的发展过程通常要分为初期、中期、后期，而三期分治方法以调和疏通气血、新生续损、强筋壮骨为主要目的，具体临证时还必须结合患者体质及损伤情况去四诊合参、辨证施治。伤筋动骨各治疗期虽都同属瘀血，但也有虚、实、寒、热、阴、阳、表、里之分，更要注意五脏六腑功能变化及卫气营血之辨。另外由于损伤的部位不同，治疗的方法也有所不同，因此选用主方后还可根据损伤部位不同而加入几味引经药，使药力作用于损伤部位来加强治疗效果。

所以伤筋动骨后如果不分情况都仅仅只是去吃田七粉

或者过分地强调某一单味用药的作用显然是不科学的！田七粉主要有化瘀止血定痛兼有补虚的作用，在伤筋动骨后各治疗期如果有明显的出血或瘀血或表现气血亏虚时是可以使用的，当然如果配合其他伤科用药效果会更好。

总而言之，伤筋动骨后的中医骨伤内治法与中医其他各学科辨证治疗原则一样，必须遵循中医学理论体系的两个主要特点：一是整体观念；二是辨证论治。整体观念又包括人体是一个有机的整体，同时还要注意人与自然、社会的统一性。因此当你伤筋动骨后想要中药用得好，疾病好得快，建议还是要去找专业的中医骨伤科医师看病而不是单靠听说去依赖于某一单方或某一味单药来解决问题。

第四十三节　让你了解中医治疗骨折是怎么回事?

中医治疗骨折的四大原则是动静结合、筋骨并重、内外兼治和医患合作。

1. 动静结合

即固定和活动的统一。骨折经过整复固定后，进行恰当的功能锻炼，可以让骨折康复。功能锻炼能促进血液循环，促使肢体消肿，防治关节僵硬粘连，纠正骨折残余移位，促进骨折愈合，使骨折愈合和功能恢复齐头并进。

2. 筋骨并重

即正骨和理筋同等重要。中医治疗骨折，同时要注意保护筋的完整顺畅，在保证骨折不移位的情况下，尽早进行筋的锻炼，以防止关节强直，肌肉粘连，使肢体的功能得到很好的恢复，加快肿胀消退，还可以预防长时间外固定引起的筋挛缩，骨折临床愈合拆除外固定后关节活动不会有明显的影响。

3. 内外兼治

应用内服外敷药治疗是中医治疗骨折的特点。应用骨折的三期辨证治疗骨折，骨折早期活血祛瘀、消肿止痛；中期舒筋活络，接骨续筋；后期补肝肾、强筋骨。①骨折早期，也就是骨折后 1 ~ 2 周：此时骨折部位瘀血肿胀，经络不通，气血阻滞，此期需注意活血化瘀，行气消散。②骨折中期，也就是骨折后 2 ~ 4 周：骨折后患者活动均有不同程度的影响，进入这个时期患者对骨折后活动有了一定的适应，骨折处的伤痛也有了一些缓解，而且因为瘀血而出现肿胀的部分也渐渐在消退了，这个时期应该接骨续筋促进骨痂生长。③骨折晚期，相当于骨折后 5 周以上：骨折部位瘀肿基本吸收，已经开始有骨痂生长，并从骨痂向骨组织转化，可以补肝肾，强筋骨，使骨痂长牢靠。

4. 医患合作

医师与患者的主观能动性密切配合。医师的治疗方案必须通过患者才能贯彻实施，而患者积极配合医师治疗，如加强肢体锻炼，严格遵守医嘱，不过早拆除固定，肿胀消退后及时调整夹板松紧度等，才能达到肢体功能和身体状况的早期恢复。

第四十四节　什么是人生最后一次骨折？

老年髋部骨折，因其致残率和致死率高，被称为人生最后一次骨折。据统计，老年髋部骨折患者仅有 25% 能完全康复，有 50% 遗留不同程度残疾，无法行走或者需拐杖或用助行器辅助行走，24% 的患者在一年内死亡。非手术治疗的患者 5 年生存率仅 30% 左右，而且无论怎么治疗，伤后 1 年的死亡率达 12% ~ 37%。

老年髋部骨折主要是指股骨粗隆间骨折和股骨颈骨折。这是一种骨质疏松性骨折，绝大多数患者都是因为日常生活中的普通跌倒造成的骨折。随着老龄化的到来，这类患者越来越多，给家庭、医院、社会带来挑战。

当您家里或者身边的老人发生了髋部骨折，到医院就诊时，请听从医师的专业建议，不要认为老人年纪大了，经不起折腾，不能做手术。其实对于老年髋部骨折患者，只要没有影响手术的严重内科疾病，主要指心脏和肺部疾病，尽快手术是最佳选择。因为随着手术技术的进步，进行这类手术的患者在正常情况下术后都可以进行早期功能锻炼，第二天就可以坐起甚至行走。而不进行手术的患者只能卧床 6 ~ 8

周，等待骨折愈合后再开始锻炼，在卧床的过程中，心肺及各个脏器功能可能持续恶化，而且骨折难以维持良好复位，即使熬过这段卧床时间，骨折愈合情况也无法预料，畸形愈合致残可能性更大。

最后，战胜疾病的最佳方法是预防。老年髋部骨折如何尽量预防发生呢？一是要注意安全，减少跌倒的发生；二是要提高骨密度，对抗骨质疏松，当跌倒发生时能够不发生骨折。对抗骨质疏松的话，首先要合理膳食，多食富含钙质的事物，适当服用钙片及维生素 D 补充钙质，其次是要适当运动，促进钙质沉积到骨骼（图 3–11）。

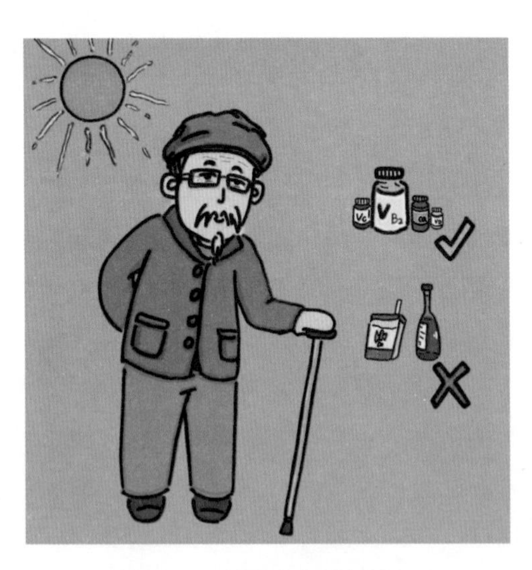

图 3–11　预防老年髋部骨折

第四十五节　骨折后还能动吗?

骨折是指骨的完整性破坏或连续性中断。在日常生活中因为外伤引起的骨折越来越多，那么很多患者都会有一个疑问，骨折后还能动吗?

临床上遇到骨折通常有两种处理方式，对于单纯无移位骨折或有移位骨折的通过手法整复移位纠正，或通过外固定（夹板或石膏）。对于有移位骨折通过手法无法复位或复位后无法保持骨折对位对线，或合并神经、血管及其他损伤的需要通过手术内固定治疗（钢板螺钉、髓内钉、克氏针）。那么，不管是外固定保守治疗或手术内固定治疗，专科处理后还能动吗?

对于累及关节的骨折，外固定后该关节活动会受到限制，以防骨折移位，但该关节近端及远端其他部位的关节是可以活动的，而且是建议活动的。当然活动是在疼痛能承受的范围内，且动作不能剧烈、暴力，以防骨折部位移位；对于不累及关节部位的骨折在固定后，尤其是四肢骨折，骨折近端及远端关节可以适当活动；内固定或外固定一段时间，复查 DR 或 CT 显示骨折断端有一定骨痂生长时可以适当增加活动范围及频率。

骨折固定后尽早活动可以防止失用性萎缩、防止肌力下降，适当活动还有刺激骨折断端骨痂生长的作用。当然，身体不同部位的骨折有不同的活动方式，如果你对此不甚了解，或有困惑时，建议到医院就诊并咨询专科人士解答，以防不恰当的活动起到反作用。对于“骨折后还能动吗”你了解了吗?

第四十六节　骨折后为什么会出现肌萎缩?

骨折后进行固定后大多数患者都会出现患肢的肌肉萎缩，这属于正常现象，常表现为患肢骨折处肌肉萎缩，肌肉收缩无力而活动受限，最常见于四肢骨折的患者。

首先，需要明确骨折后引起肌肉萎缩的原因，大多数患者属于失用性肌肉萎缩，即骨折后因患肢长时间用力较少，肌肉长期不运动，导致肌肉痿废不用。中医认为，骨折后气血不通，肌肉筋脉失于濡养；另一部分属于神经性肌肉萎缩，除了神经支配的肌肉发生萎缩外，皮肤的感觉也会出现麻木等问题。临床上失用性肌萎缩多见。

中医对治疗骨折后出现的肌肉萎缩也有独特的见地。强调身体的亏虚：把肝、肾、脾的虚损当作重点。肝主筋，《素问·五藏生成》说“诸筋者，皆属于节”。正是由于筋的收缩、张弛，关节才能运动自如。筋依赖于肝血的濡养，肝血充足，筋得其养，才能运动灵活而有力。《素问·阴阳应象大论》称为“肝生筋”。肝血充足则筋力强健，运动灵活，能耐受疲劳，并能较快地解除疲劳。脾在体合肉，《素问·痿论》

说："脾主身之肌肉"，全身的肌肉都有赖于脾胃运化的水谷精微及津液的营养滋润，才能壮实丰满，并发挥其收缩运动的功能，如《素问·五藏生成》所说："脾主运化水谷之精，以生养肌肉，故主肉"，肌肉若得不到水谷精微及津液的营养及滋润，必致消瘦，软弱无力，甚至痿废不用。所以《素问·太阴阳明论》说："四肢皆禀气于胃，而不得至经，必因于脾，乃得禀也。今脾病不能为胃行其津液，四肢不得禀水谷气，气日以衰，脉道不利，筋骨肌肉皆无气以生，故不用焉。"肾在体合骨，《素问·痿论》说："肾主身之骨髓"，肾主骨生髓的生理机能，实际上是肾精及肾气促进机体生长发育功能的具体体现，肾藏精，精生髓，髓居于骨中称骨髓，骨的生长发育，有赖于骨髓的充盈及其提供的营养。故《素问·六节藏象论》说："肾其充在骨"。只有肾精充足，骨髓生化有源，骨骼得到髓的滋养，才能坚固有力，若肾精不足，骨髓生化无源，就不能营养骨骼。经过补肝肾，调理脾胃，使筋骨肌肉得到濡养。

参考文献

[1] 田伟. 实用骨科学 [M].2 版. 北京：人民卫生出版社，2016.

[2] 陈孝平，汪建平. 外科学 [M].8 版. 北京：人民卫生出版社，2013.

[3] 姚新苗. 腰椎间盘突出症中医治疗 [M]. 上海: 上海科学技术出版社，2012.

[4] 王俊，郑敏. 骨科患者疼痛的护理 [J]. 中外医疗，2008，27（13）：97–98.

[5] 董璐. 护理干预管理对预防老年髋部骨折术后下肢深静脉血栓形成的作用及价值评价 [J]. 健康必读，2020（1）：203–204.

[6] 荣斌. 是什么在伤害我们的膝关节 [J]. 家庭健康，2013（2）：41.

[7] 卞胡伟. 神金软膏外敷治疗膝骨性关节炎的临床疗效观察 [D]. 南京：南京中医药大学，2018.

[8] 陈禹兆. 小针刀治疗膝关节骨性关节炎的临床疗效观察 [D]. 广州：广州中医药大学，2018.

[9] 卞胡伟. 神金软膏外敷治疗膝骨性关节炎的临床疗效观察 [D]. 南京：南京中医药大学，2018.

[10] 黄松珉，谢利民，徐颖鹏，等. 膝骨关节炎中医证候 PRO 量表的信度效度及反应度评价 [J]. 中华中医药杂志，2019，34（1）：280–283.

[11] 赵姣. 如意金黄散不良反应发生现况与因素分析 [D]. 沈阳：辽宁中医药大学，2015.

[12] 穆光宗，张团. 我国人口老龄化的发展趋势及其战略应对 [J]. 华中师范大学学报，2011，30（5）：35–42.

[13] 向明，裴福兴，孟增东，等. 骨质疏松影响大鼠骨折愈合的实验研究 [C]// 第一届国际骨科研究学术会议，北京：2001.

[14] 中华医学会骨科学分会. 骨质疏松骨折诊疗指南 [J]. 中华骨科杂

志，2008，28（10）：875-878.
[15] 邱贵兴，裴福兴，胡侦明，等. 中国骨质疏松性骨折诊疗指南（骨质疏松性骨折诊断及治疗原则）[J]. 中华骨与关节外科杂志，2015（5）：371-374.
[16] 李育君，孙广明. 老年性便秘治疗体会 [J]. 河南中医，2003，23（3）：45-46.
[17] 国家中医药管理局. 中医病证诊断疗效标准 [S]. 南京：南京大学出版社，1994：98.
[18] 陆坦，李临齐. 股骨近端抗旋髓内钉置入对老年骨质疏松性股骨粗隆间骨折患者疗效的影响 [J]. 影像研究与医学应用，2017，1（18）：178-179.
[19] 唐佩福. 髋部骨折的治疗现状及展望 [J]. 中华创伤骨科杂志，2019，21（9）：743-744.
[20] 王晓伟，何红英，张建政，等. 老年髋部骨折术后长期病死率及相关危险因素分析 [J]. 中华创伤骨科杂志，2018，20（9）：763.
[21] 白波，吴德全，李军民，等. 外科学 [M]. 3 版. 北京：人民卫生出版社，2014.
[22] 蒋协远. 骨科临床疗效评价标准 [M]. 北京：人民卫生出版社，2005.